U0339446

认识篇
诊断篇
调养篇

百病从肝生

专家教你轻松来养肝

主编 张 涛 王 雅

认识篇 诊断篇 调养篇

认识篇讲解常见肝脏疾病、主要证型、临床表现、预防措施等；诊断篇从中医理论阐述肝主疏泄和肝主藏血等肝脏的主要生理功能，以及肝与形窍志液的关系；调养篇针对不同的肝病病证，从饮食、运动、生活起居、中医外治等方面介绍如何调养肝脏。

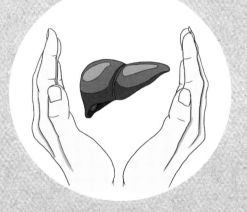

GSK 湖南科学技术出版社

图书在版编目（ＣＩＰ）数据

百病从肝生：专家教你轻松来养肝 / 张涛 王雅主编.
— 长沙 :湖南科学技术出版社，2022.4
ISBN 978-7-5710-1508-4

Ⅰ．①百… Ⅱ．①张…②王… Ⅲ．①柔肝－普及读物
Ⅳ.① R256.4-49

中国版本图书馆 CIP 数据核字(2022)第 058457 号

BAIBING CONG GAN SHENG —— ZHUANJIA JIAO NI QINGSONG LAI YANGGAN

百病从肝生——专家教你轻松来养肝

主　　编：张　涛　王　雅
出 版 人：潘晓山
责任编辑：李　忠　杨　颖
出版发行：湖南科学技术出版社
社　　址：长沙市芙蓉中路一段 416 号泊富国际金融中心
网　　址：http://www.hnstp.com
湖南科学技术出版社天猫旗舰店网址：
　　　　　http://hnkjcbs.tmall.com
邮购联系：0731-84375808
印　　刷：湖南凌宇纸品有限公司
　　　　（印装质量问题请直接与本厂联系）
厂　　址：长沙市长沙县黄花镇黄垅新村工业园财富大道 16 号
版　　次：2022 年 4 月第 1 版
印　　次：2022 年 4 月第 1 次印刷
开　　本：880mm×1230mm　1/32
印　　张：7
字　　数：138 千字
书　　号：ISBN 978-7-5710-1508-4
定　　价：68.00 元

《百病从肝生——专家教你轻松来养肝》

主　编：张　涛　王　雅
编　委：郭　丹　石媛媛　郑云杰　钟航宇
　　　　鄢湘辉　董　伟　刘先姜　江　澄
　　　　艾　莉　杨金融　王东泽

前言

　　我国是一个肝病大国，全国有各类肝病病人约 4 亿人，排名前四位的肝病分别为：非酒精性脂肪性肝病、慢性乙型病毒性肝炎、酒精性肝病、慢性丙型病毒性肝炎。此外，还包括各类其他病毒性肝炎、自身免疫性肝病、药物性肝炎等。各种慢性肝病如果不加干预，更易进入"肝纤维化—肝硬化—肝癌"肝病演变"三部曲"。然而，肝脏是一个沉默的脏器，在发展到严重程度之前，人们通常很难察觉到身体的异样，因此在身体出现明显异常表现时，往往代表着肝脏本身已经发展到重症的阶段，从而错过最佳治疗时机。

　　其实，肝病是可以做到早防治、早发现、早治疗的。正如中医经典《灵枢·本藏》云"有诸内，必形诸外，视其外应以知其内脏，则知所病也"，中医是可以通过人体局部外在的表现来推测脏腑病变的。如果肝脏出了问题，大家是能够通过身体表现出来的相应征兆，如"口干口苦、小便黄赤"或者"牙龈老出血却不是牙龈病变"，这时就要考虑肝脏是否出现了问题。针对肝脏疾病不同寻常的表现，我们要做的就是尽早治疗，很多时候疾病是可以逆转甚至治愈的。例如：总是月经不调，老不好，试试从肝治；眼睛经常干涩，可能是肝火旺或者肝血虚等。

为了更好地认识常见肝脏疾病，从中医的角度来解读它们，并指导大家日常调护并运用中医的手段来养护肝脏，我们编写了《百病从肝生——专家教你轻松来养肝》。本书围绕社会中对于肝脏疾病的认识、防护、调养等一些热点问题，从认识肝病、诊断肝病以及肝病的调养三方面向大家讲述健康知识。其中，认识篇讲解常见肝脏疾病、主要证型、临床表现、预防措施等；诊断篇从中医理论阐述肝主疏泄和肝主藏血等肝脏的主要生理功能，以及肝与形窍志液的关系；调养篇针对不同的肝病病证，从饮食、运动、生活起居、中医外治等方面介绍如何调养肝脏。

《百病从肝生——专家教你轻松来养肝》是一本主要从中医角度来认识肝脏、了解肝脏疾病的科普读物。本书的作者均为三级甲等中医院肝病专业临床医生及肝病专业研究生，全书以场景小故事开篇，融汇专业性与趣味性，力图以简单易懂的语言进行科普宣教。希望读者通过阅读本书，日常能够做到正确地养护肝脏、增强体质，从而预防肝脏疾病的发生。

张　涛　王　雅
于湖南中医药大学第一附属医院

目录

第一篇　认识篇

第二篇　诊断篇

第三篇　调养篇

第一篇

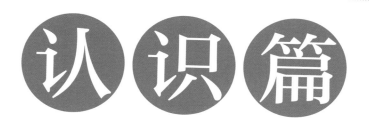

导读

　　中医理论认为肝具有两大生理功能，首先是疏泄功能，具体表现在第一：对人体血液与津液运行输布的作用，所以人体气血是否充盈、肤色是否红润，下肢的水肿均与之相关；第二：促进脾胃运化和胆汁的分泌排泄，经常出现口干口苦、纳呆恶心，食欲不振都与此相关；第三：调畅人的情志功能，故人的情绪波动、动怒往往与之相关；第四：促进男子排精与女子排卵行经，故男子精少、梦遗，女子月经不调与之相关，有"男子养肾先养肝、女子乳房胀痛需疏肝"之说。其次是藏血功能，具有贮藏、调节血液，防止出血的功能，故养血先养肝，通过肝脏治疗最有效。

　　中医理论五行学说认为，肝在体合筋，其华在爪，在窍为目，在志为怒，在液为泪。即筋依赖于肝血和肝气的濡养，故又称"肝为罢极之本"，而"爪为筋之余"，则爪甲（指甲和趾甲）同样也能反映肝血、肝气的盛衰强弱。故晚上抽筋、指甲有竖纹跟肝病有一定关系。因为"肝气通于目"，"目受血而能视"，所以临床上目疾以治肝为主，而泪由目出，所以泪液的排泄与肝脏关系密切。

第一章
肝的生理特性

情绪波动大，与肝有什么关系（调节情志）

"没有家族遗传史，我也不抽烟不喝酒，为什么得肝癌的是我？"此刻躺在病床上的李女士百思不得其解，自己以前没有不良嗜好，仅仅只是乙肝病毒携带者，却被确诊为早期肝癌。经医生询问方才得知，原来李女士结婚之后，老公没有工作，全家就靠自己一个人支撑，每次看着无所事事的老公就有一股火气，但又不想影响到孩子，所以经常忍气吞声，在发火和生闷气中不断交替，最后造成这样的。

现代社会，随着各方面竞争压力与日俱增，焦虑、冲动、易怒这些特点不知不觉的就附在我们身上，从稚气未脱的孩童到耄耋之年，可能都会有自己的烦心事，而像李女士这样最终因为情绪问题导致肝病的情况也是屡见不鲜，在临床上我们常常发现许多肝病病人的发病与情绪相关，很多人都认为是因为情绪管理不好，所以导致了肝病，但其实反过来说，情绪波动大也是肝病病人的一种病理表现，两者是相互作用的，那么情绪和肝到底有什么关系？让我们一起来了解一下。

1. 中医对肝与情绪关系的认识

中医学认为，肝主疏泄，指肝气具有疏通全身之气，调节气正常运行的作用，《灵枢·平人绝古》曰："血脉和利，精神乃居"，情绪变化是脏腑精气对外界刺激的应答，因此良好的情绪要以体内气血运行顺畅为重要条件，而肝疏泄功能的正常，保证了气机畅达，气血调和，进而使我们心情舒畅，心境平和，拥有良好的情志活动，由此我们可以知道，肝具有的一大功能就是调畅情志。那么，当肝的这项功能异常时，我们的情绪又会如何变化呢？

与上文一样，肝调节情绪功能的失常也来源于肝疏泄功能的失常，主要表现为疏泄不及或太过，当疏泄不及时，肝气便会郁阻，此时病人会出现闷闷不乐、悲伤想哭的情绪；而当疏泄太过的时候，肝气就会直冲而上，此时病人会出现性情急躁、亢奋易怒的情绪。与此同时，情绪的异常变化也可以反过来影响肝调节情志的功能，我们常说的"大怒伤肝、气大伤肝"就是典型例子，如此就造成了恶性循环。

至此我们可以知道，肝和情绪就好像一对"孪生兄弟"，互

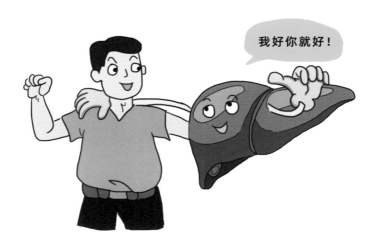

相影响，肝对于情绪有调节作用，而情绪的波动过大也会影响肝脏的功能，同时也要提醒大家，人是一个整体，当情绪波动过大或肝调畅情志功能过度失常时，可不仅仅是相互影响，人的五脏六腑都会受到伤害。

2. 西医对肝与情绪关系的认识

从西医学角度来讲，人在情绪波动，如生气时，人体会分泌一种叫"儿茶酚胺"的物质，作用于中枢神经系统，使血糖升高，脂肪酸分解加强，血液和肝细胞内的毒素相应增加，导致肝脏受损；反之肝功能受损，也会导致肝供给身体能量不足，使病人看起来无精打采，情绪低落。

3. 情绪波动大，该怎么办？

综上我们知晓了肝与情绪的关系，当我们容易生气或者郁闷的时候该怎么办呢？第一，凡事应当抱有乐观的态度去面对，保持健康的作息，充足的睡眠，管理好自己的情绪；第二，食用一些帮助疏肝理气的食物，如萝卜、莲藕、陈皮等；第三，保证适量的运动，促进气血的运行顺畅；最后，如果经常出现情绪波动，肝调节情志的功能很可能已经受损，应当及时就医，在医生的指导下服用药物进行调理。

经常口干口苦？记得胆病从肝治（肝调节胆汁的分泌）

45 岁的周先生近几周来经常半夜起来后口干口苦，精神也一天比一天差。到医院检查后，医生告诉他："您这是肝脏疏泄功能失常导致胆汁分泌异常，我需要给您调一下肝脏。"经过一段时间的治疗，周先生的症状果然在慢慢好转，也没有再出现口干口苦的感觉，但总有个疑惑在周先生脑中挥之不去，"明明是胆有问题了，为什么调节肝脏能治好呢？"

《说文·肉部》曰："胆，连肝之腑，从肉詹声。"胆在右胁之内，附于肝之短叶间，其形若悬瓠，呈囊状，现代称之为"胆囊"。胆内贮藏胆汁，是一种清净、味苦而呈黄绿色的

"精汁"，亦称"清汁"，故《灵枢·本输》称胆为"中精之府"，肝生成胆汁是不间断的，而胆汁排泄到小肠是间断性的，生成与排泄这两个过程显然不是同步的，于是胆就担负着贮存胆汁的功能。贮存的目的是调节胆汁生成和排泄之间的关系。所以，贮存是为排泄的需要，是暂时的。胆的上

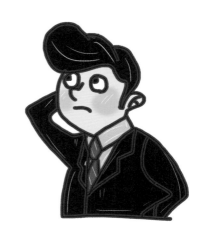

方有管道与肝相通，肝之余气化生胆汁，然后通过此管道流到胆内；胆的下方有管道与小肠相通，随着消化的需要，胆汁经此管道排泄到小肠中，以帮助对饮食物的消化。

　　再说一下肝与胆的关系，想必各位朋友都听说过"肝胆相照"这个成语吧，我每当想起这个成语由衷地赞叹先人的智慧，从医学角度讲，肝与胆也是同进退、共患难的好兄弟。肝脏主要功能是分泌胆汁，储藏动物淀粉，调节蛋白质、脂肪和碳水化合物的新陈代谢等，还有解毒和凝血作用。胆是胆囊的通称，具有储存、浓缩、排放胆汁和直接参与调节肝内外胆道压力的作用。

　　在解剖上胆囊在肝脏的表面，肝内胆管和肝外胆管穿插分布于肝脏内外，将肝与胆连接起来，肝脏分泌胆汁，经过肝内胆管

运输到胆囊储存起来，当需要消化食物时，再由肝外胆管运输到肠道。当肝出现问题，必然会影响到胆汁的分泌从而影响到胆，同样，当胆出现问题排泄失常，胆汁淤积，也会影响到肝脏的疏泄。在中医上，肝与胆五行皆属于木，脏腑相表里，经脉互相络属，胆汁的形成是借肝之余气，溢入于胆，积聚而成所以肝的疏泄功能也表现于胆汁的分泌和排泄上，若肝失疏泄，胆道不利，则影响胆汁的正常分泌与排泄，周先生出现的这种情况，便是肝脏疏泄功能失常，影响到胆汁的分泌和排泄所出现的口干口苦。

面对口苦可能很多朋友都是直接喝水或者饮料将苦味盖过去，但没过多久口干口苦的症状又会出现，这是因为肝的疏泄功能失常，胆汁淤积，胆气上溢，而胆汁又是苦的，所以出现口干口苦的症状。虽然口干口苦只是个小症状，但它提醒我们身体出了问题，长期如此还会影响人的精神状况，从而使生活质量降低，那么我们出现口干口苦的表现时要如何去做呢。

（1）良好的睡眠：按时睡觉，早睡早起，每天有充足的睡眠时间有助于肝脏排毒，缓解口干口苦。

（2）保持口腔清洁：注意口腔的卫生，定期清洁口腔，出现口腔炎症时，尽快就医。

（3）加强运动：适当的运动不仅能调畅气血，以助肝气调达，促进代谢，排除毒素。

（4）合理饮食：健康饮食，不食用刺激性食物，不暴饮暴食，多食用蔬菜水果，以促进肠胃蠕动，帮助消化，避免消化不良所导致的口干口苦。

下肢水肿，是肝脏出问题了（调畅气机及津液输布）

好长时间都没看到程大爷出来下棋，一问才知道，程大爷住院了，原来 63 岁的程大爷一直患有慢乙肝，近几年都没咋注意，直到有一天起床，发现脚肿了，急忙去医院检查，才知道因为长时间未进行治疗，肝炎已经进展到了肝硬化失代偿期，导致了下肢水肿，还出现了腹水。可能就有很多朋友要问了，脚肿了

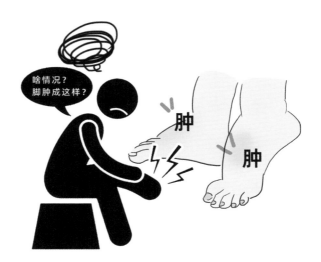

怎么也能和肝脏扯上关系呢，我在这里就和大家说说。

想必大家看了这么多应该都知道肝脏最主要的功能是疏泄功能，调畅全身的气机，具有畅达宣发、疏解、升发等特性，能够使全身之气机不郁滞，当人的肝脏出了问题，肝的疏泄功能失常，气机郁结，血脉不通畅，经络受阻，长此以往，变化成淤，淤在于腹，化为腹水，淤在于足，便出现水肿。西医上讲肝静脉回流受阻和门静脉高压是肝腹水、双下肢水肿的主要原因。当肝静脉回流受阻时，脉压升高，逆向传递至肝血窦，加上肝动脉压的向前传递，肝血窦内压乃明显上升而引起过多液体滤出，淋巴回流加速也未能充分排引，滞积的液体乃经包膜渗出，滴入腹腔而形成腹水。当门静脉高压时，肠系膜区的毛细血管流体静压随之增高，液体由毛细血管滤出明显增多，肠淋巴生成增多超过淋巴回流的代偿，导致水肿并滤入腹腔参与腹水的形成。如果再未作处理，会导致水钠潴留的现象，过量的水钠潴留会导致门静脉压进一步升高，加速肝和肠系膜淋巴积液的生成，从而促进腹水发展。

如何判断肝源性水肿呢？肝源性水肿以腹水为主要特点，也可以首先出现下肢水肿，并逐渐向上蔓延，头面部及上肢常不见水肿。除了水肿之外，常伴有黄疸，肝掌，蜘蛛痣，肝大，脾大，腹壁静脉曲张等肝功能异常的表现。

除了肝源性水肿外，水肿还分为心源性水肿和肾源性水肿。

那如何区分三种水肿呢？心源性水肿主要表现为水肿首先出现于身体下垂部分（双脚踝处），继而逐渐出现全身性水肿，伴有颈静脉怒张、肝大、静脉压升高、胸腹水等。因各种原因导致右心功能不全时，均可出现心源性水肿。肾源性水肿是肾病综合征的四大特征之一，主要表现为水肿从眼睑颜面开始而延及全身、发展常较迅速，水肿软而移动性较大。除全身水肿外，还有蛋白尿、低蛋白血症和高脂血症。多由急性肾小球肾炎、肾病综合征、高血压、糖尿病等疾病引起继发性肾病所致。

怎么预防水肿呢，除了听医生的话尽快治疗相关疾病外，在生活中还要做到以下几点。

（1）健康饮食：多食用富含维生素的蔬菜水果，可帮助加速血液循环、预防肌肉松弛；含钾丰富的食物则有助消除水肿，排出体内多余水分。少食用高脂高盐的食物，保护肝肾功能，预防因肝肾功能异常导致的水肿。

（2）正确的饮水：饮水不可因为口渴就一下子喝完，要慢慢喝，分批次，每次一点一点喝，这样有助于水的吸收，才不会因为水分吸收不了导致第二天水肿。

（3）多运动：经常运动健身有助于人体的血液循环，加速新陈代谢，淤积的水分、毒素通过运动时的汗液排放出去，自然就不会出现水肿了。

（4）泡热水澡：一次舒适的热水澡不但可以缓解全身疲

劳，让身体温暖起来，还有助于加强血液循环，加速消肿。

纳呆恶心，食欲不振，补脾别忘了养肝（调畅脾胃之气的升降）

李先生最近因工作压力大，近一个月吃不下饭，没吃什么仍觉得肚子胀胀的，有时甚至恶心想吐，以为是脾胃不好，消化不良所致，吃了很多调理脾胃的药仍不管用，去医院就诊，医生说工作压力大导

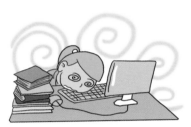

精神紧张，工作压力大

致肝气不能疏通才是"主凶"，需要疏肝健脾，给他开了半个月的中药，服用一个疗程后症状明显改善。

像上述情况，不仅仅是脾胃的问题，还和肝有关。生活中，大家有一个误解，认为消化不好就是脾胃虚了，从而大量进食滋补脾胃之品，疗效甚微，甚至适得其反，这是大家忽略了肝在消化中的重要作用，接下来让我们聊聊纳呆恶心在中、西医治疗中的那些事儿。

1. 中医纳呆恶心，补脾疏肝效果佳

纳呆即消化不良、食欲不振。中医认为肝主疏泄，是指肝气具有疏通、畅达全身气机，进而调脾胃之气的升降、胆汁的分泌排泄以及情志活动等作用。"脾宜升则健，胃宜降则和"，脾升胃降功能有序进行离不开肝的疏泄功能，肝气疏泄正常，畅达气机，使脾气上升、胃气下降的运动稳定有序进行，促进脾胃消化食物。另一方面肝能排泄胆汁到小肠参与消化食物，肝的疏泄功能正常与否，直接关系到胆汁的分泌排泄，进而影响脾胃消化功能。

正常情况下肝主疏泄与脾主运化相辅相成，消化运动正常进行。肝疏泄功能失常，既可影响脾气升清，导致脾失健运，而出现腹胀、腹泻等；也可导致胃气上逆，而出现嗳气、呕吐、便秘等。若是生活中出现肝气郁结，胆汁排泄障碍，会影响脾胃功能而出现腹胀、厌食，甚则出现胆汁淤积，形成胆结石。当出现纳呆恶心，食欲不振，除了脾胃功能失健运之外，肝失于疏泄亦是关键所在，肝气舒畅条达，脾胃功能正常，治疗当以补脾疏肝。

因肝喜条达恶抑郁，肝喜欢舒畅的情绪，而不喜欢抑

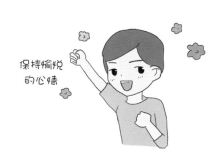

保持愉悦的心情

郁、烦闷，顺畅肝的气机，让肝气可以得到正常疏泄，这样让肝与脾处于和谐状态。平时要学会控制自己的情绪，学会释放情绪、自主调控情绪，保持乐观开朗的情绪，避免不良情绪的影响。

2. 西医纳呆恶心，别忽视肝病

西医中纳呆恶心、食欲不振是常见的消化道疾病，可见于胃肠道疾病，比如胃食管反流、胃炎、胃溃疡；还可见于电解质紊乱、早期妊娠、过度焦虑者；另外最常见的就是肝脏疾病，肝脏作为人体重要的消化器官，当肝功能出现异常时会影响人体的消化功能，比如急慢性肝炎、胆囊炎均可引起食欲不振，因此在我们出现食欲下降的同时，别忽视肝脏疾病，尤其是慢乙肝患者出现食欲下降伴有眼睛、皮肤发黄时，应尽早去医院完善肝功能、肝胆彩超等相关检查，早发现、早治疗。

男子精少、梦遗，这是肝脏给你发信号（调节男子排精）

32岁的任先生有些苦恼，自己身体健康、年轻体壮，结婚4年了却一直没有孩子，本来想着孩子慢慢会有的，这种事情急不来，父母也很开明，表示顺其自然，但看见别人家的"小棉

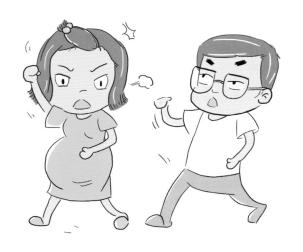

　　袄"时还是非常的羡慕，任太太也是一样的想法。他们想着不能
这样不作为了，还是得去医院检查看看，于是来到了三甲医院。
经过详细的检查后发现，任先生的精子质量很好，任太太的排卵
功能也没问题，那为什么久久不能怀孕呢？这是因为任先生虽然
精子质量很好，但精子量少，夫妻二人这才明白自己久久不能有
孩子的原因，于是决定去寻求中医帮助。在医生判断下，认为任
先生平日性格急躁，容易生气发火，也很少运动锻炼，种种原因
下，肝脏疏泄功能失调，这才导致了排精困难的情况。医生给任
先生开了中药，服用了一段时间后，二人惊喜地发现有了孩子，
内心对中医感激不已。看完了他们的故事，大家是不是很好奇肝
脏为什么又会与生孩子这件事情扯上关系呢？

通过上文的学习，大家已经了解了肝脏具有的两个主要的生理功能，肝主疏泄，肝主藏血。其中肝主疏泄包括了肝调节精神情志、消化吸收、气血运行、水液代谢、性与生殖等。肝主藏血包括贮藏血液、调节血量、防止出血。此外，又有肾主闭藏，贮藏生殖之精。而肝主疏泄中的调节性与生殖，包括调节精室的功能，所谓精室，即男子藏精之处。男子随肾气充盛而天癸至（促进性成熟并维持生殖功能的物质），则精气溢泻，具备了生殖能力。男性精室的开合、精液的藏泄，与肝肾的功能有关。

中医认为"主闭藏者，肾也，司疏泄者，肝也"，怎么理解？若将精子的出入比作门的开关，那么肝的疏泄功能无疑就是给予开门的力量，肾的闭藏就是抵抗开门的力量，肝的疏泄正常，开门力量正常，那么精子可以正常出行，肾的闭藏正常，那么精子就不会无故流失，两者共同作用，生殖功能也就正常了。男子的排精，以及女性月经的来潮和周期、经量等正常与否，均与肝的疏泄功能关系密切。肝气畅达，血脉流通，则月经通调，表现为周期、经量均正常。男子精液的贮藏与施泄，以及女子的按时排卵，是肝肾闭藏与疏泄等作用相互协调的结果。

肝之疏泄与肾之闭藏协调平衡，则精室开合适度，精液排泄有节，使男子的性与生殖功能正常，那若是肝肾生理功能失调，又会有怎样的改变呢？我们中医又有句话，"肝为阴中之阳，其脉绕阴器，强则好色，虚则妒阴，时憎女子"。简单来讲，如果肝主疏泄功能失常，就会导致精室开合疏泄失度。疏泄功能低下，表现出性欲低下、阳痿、精少、不孕等症状；疏泄太过，则出现性欲亢奋、阳强、梦遗等。

此外，生殖功能也与肝主藏血的功能相关联，中医认为肝藏血，血养精，肾藏精，精化血，肝肾精血之间可以互生互化，这种关系称为精血同源，或肝肾同源。肝肾精血充足，则胞宫得养，生殖力旺；若肝肾精血亏虚，则胞宫失养，而致女子经少经闭、甚至不孕，男子腰酸耳鸣、精少不育。

通过上面的科普学习，不知道大家又掌握了多少知识呢？

月经不调，失眠多梦，疏肝养血最重要（调节女子冲任、月经）

48 岁的李女士，为失眠烦恼不已，自诉在 24 年前，有一段时间因为家庭和工作压力导致情绪非常糟糕，工作上的不顺让她非常抑郁，同时生活里与家人经常争吵发火，之后就出现情绪不稳，心烦易怒，口干口苦，食欲不佳，入夜难眠，辗转反侧，2 ~ 3 小时难以入睡，即便入睡，也往往多梦，梦境惊险，导致每夜睡眠不足 4 小时。之前也去医院看过病，但没有取得特别好的治疗效果。最近 6 天来，同样因为情绪不佳，过多的焦虑和发火，导致失眠加重，每夜睡眠减少到 3 小时，严重影响到了白天的精神状态，于是来看看中医是否有好的治疗办法。医生仔细询问后，发现李女士情绪暴躁，看什么都烦，口干口苦，食欲不佳，小便黄赤，大便干结。近 2 年来月经周期不定，有时提前，有时推迟，并且来月经之前会出现乳房胀痛，月经颜色偏暗，月经量少，3 天

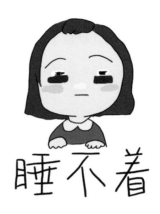

便干净了。舌红苔黄，脉沉弦少数。考虑她之所以失眠久久不除，是因为妇人以血为本，肝血不足，阴不敛阳，虚阳上扰，判断她属于肝郁日久，阴血内耗，心神失养，为她开了几付中药。李女士回去服用后，只吃了 6 付药，睡眠就达到了 5 小时，又服用了 6 付，20 多年的顽疾告愈。看完她的故事，大家或许在疑惑李女士为什么会被判断为肝血不足导致失眠？而肝血不足又为什么会导致失眠？在这里，给大家仔细解说其中知识。

中医里，有句话诠释了肝血对于女性的重大作用"女子以血为本，以肝为先天。"对于先天，大家普遍理解的是在胎儿时期接受的父母遗传的精华物质和能量，若出生后体弱多病，大家会说先天不足，也认为与中医肾有关系。但这里为什么又把肝当作先天呢？下面为大家详细介绍其含义。

　　首先，女子的月经、白带、怀胎、生产这些生理现象与肾、肝、脾胃的功能均有密切关系，其中又以肝为枢纽。肾精是肾脏里的精华物质，是中医里认为的月经产生的最初物质，肾精必须转化为血，贮藏在肝脏里，再通过一条对女子来讲特殊的经脉——冲脉，才能转化为月经。此外，肝脏有疏泄功能，肾脏有闭藏功能，正如门的开和关，这两个功能正好相互制约，共同调节着女子生殖生理功能，这是肝脏对于肾脏的枢纽作用。对于脾胃，脾胃将摄入体内的食物转化为精华物质——水谷精微，水谷精微再转化为人体之气、血，对于气，脾和胃就有着调节气机的作用，脾气上升，胃气下降，又与肝的疏泄功能密切相关；对于血，脾胃产生水谷精微，再转化为血，肝脏又是贮藏血液的重要器官，二者相辅相成，对人体产生重要作用。

　　其次，肝与两条对于女子意义不凡的经脉——冲任二脉关系密切。中医认为冲为血海，任主胞胎，冲任二脉直接参与女性生殖生理活动，冲任二脉的盛通，与肾、脾、肝均密切相关，肝尤其与冲脉关系为最密切。

　　最后，肝脏对女子的重要作用也可以从女性常见症状体现出来。女性较多肝血不足症状，肝有藏血的生理功能，如李女士生病 24 年，耗血太多会导致肝血不足，同样肝血不足原因还包括脾胃虚弱。血伤则肝先受累，所以妇女病的特点往往表现为耗精伤血、肝血不足。此外，女性也多肝郁症状，易情绪激动、勃然大怒，或抑郁不乐，甚至没有悲伤的事情也会哭泣不已，心情低落；还可能出现肝郁化火、其他脏腑受肝脏影响的症状。

通过上文的科普，大家是否有所理解了呢？

身体出血发信号，肝脏治疗最有效（肝调节血量、防止出血）

夜九点许，一阵洪亮的鸣笛响起，47岁的张先生被救护车风驰电掣地送往市第五医院。只见张先生不断呕血，面色苍白、脉搏微弱，嘴角残留着暗红色的血迹。医生、护士迅速给他吸氧、输液、量血压、做化验、备血、询问病情等，实施紧急抢救。他一张口，"哇"的一声又呕出一大口暗红色的血，富有经验的值班医生判断病人为肝硬化上消化道大出血，在使用止血、制酸药的同时，迅速应用双囊三腔管压迫止血。经过一番紧急抢救，终于停止了出血，血压得到回升，病情转危为安。之后张先生及其亲属诉半年前因肝硬化住院，进行常规治疗后就出院了，之后自觉良好便没有再复查。这次突然出血吓坏了他们，检查后发现血小板低于正常，脾脏肿大，医生对张先生和他的家属说："肝硬化病人容易并发脾功能亢进，脾功能亢进会使得红细胞、血小板破坏加快，现在血小板低就是这个原因造成的。"张先生听后，决定好好听从医嘱，根据医生要求治疗，免得再次发生出

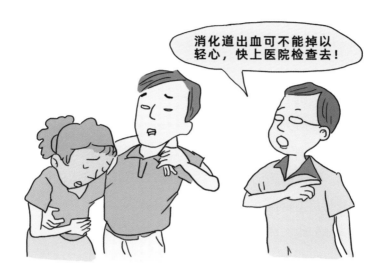

血而危及性命。听完这个病例，大家也十分疑惑肝病导致出血的原因及过程吧？在这里，来给大家仔细说道。

　　中医认为肝有藏血的重要功能，包括贮藏血液和调节血量的功能，肝脏调节血量是以贮藏血液为前提的，若是肝脏没有贮藏充足的血液，则无法较好地发挥调节血量的功能。对于肝脏的贮藏血液和调节血量的功能，大家可以简单理解为：当人体在休息或情绪稳定时，机体的需血量减少，大量血液贮藏于肝；当劳动或情绪激动时，机体的需血量增加，肝就排出其所储藏的血液，以供应机体活动的需要。如果肝藏血的功能异常，则会引起血虚或出血的病变。

而西医同样认为肝脏具有调节循环血量的功能。这体现在肝脏既接收肝动脉的血液，又接收门静脉的血液，其血流相当丰富。肝脏中的血液，占全身循环血量的20%～30%。当发现肝脏流入心脏的血液过多时，就会开放肝血窦及微循环，大家可以将其简单理解为高速路上交通拥挤时，会有一部分车停在服务站休息，也会有一部分车离开高速路，走低速公路，这里的服务站即血窦，低速公路即微循环。当血液暂时存入肝脏内的血窦之后，心脏的负担得以减轻；相反，当身体的循环血量减少时，为了保证身体的组织器官功能正常，身体需要正常的血液供应，这时肝脏的血窦收缩，将更多的血液送回心脏，从而保证了血液有效循环，维护了正常功能。

那么，肝脏贮藏血液和调节血量的功能损伤，会有什么后果呢？

肝藏血的功能异常，则会引起血虚或出血的病变。肝血虚症状大家在前文想必也有所了解，常常出现面色苍白，爪甲不荣，恶心、呕吐、食欲不振、腹胀，多梦的症状，常伴有视力下降、手脚麻木、肌抽搐、手足震颤等症状。而这里，大家重点了解出血症状，包括眼底出血，牙龈出血，皮肤瘀斑瘀点，排柏油样便，严重时发生呕血、腹胀，表示消化道发生大出血，需要及时救治。因此，患有如肝硬化、肝癌等肝脏疾病的病人，一定要按时复查，听从医嘱，否则可能像前面提到的张先生那样发生性命之危。

　　通过上文的科普，大家是不是学到相应的知识了呢？

养成好气色，养肝护肝最重要（调节血液的输布和运输）

　　40岁的王女士是一名中学老师，自诉自己仅仅40岁的年纪，因为气色较差，给别人50岁的感觉，长期睡眠不好，表现在晚上难以入睡，即便睡着了也容易醒来，受到睡眠不足的影响，白天工作时没什么精神。随着这几年工作压力增大，症状变得更加明显，且时常焦虑。之后，在电视上观看了养生节目后，觉得自己这样的状态不行，是时候调理下身体了，于是来到医院就诊。医生仔细询问后，王女士再诉右肋下胀痛六七年了，后背酸痛，眼睛干涩，腰酸腿沉，脸色严重灰暗好几年，胃肠也不好，饮食较正常饭量少，常无食欲。于是医生安排王女士做肝胆胰脾的彩超，结果一切正常，这才从中医角度考虑肝脏功能失调的可能，初步判断为肝藏血功能失调，建议她养肝血，恢复肝脏调节血量的功能，服用药物的同时注意日常调护。

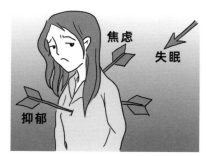

听到这里，大家是不是会疑惑一个人的面色、气色怎么会与肝脏扯上关系？看完下面的内容大家想必就会明白了。

首先，我们得明白肝的调节血量功能，是以贮藏血液为前提的，肝藏血有使血液收摄于经脉之中，不致溢出脉外而出血的作用，而只有充足的血量贮备，又不逸出脉外，才能有效地调节血量。而肝将其所藏血液向机体外周输布，实际上是肝的疏泄功能在促进血液运行方面的作用。中医认为，肝属木，木气冲和条达，不致遏郁，则血脉通畅。可见正常的肝调节血量功能，必须是藏血与疏泄功能之间的协调平衡，肝的疏泄与藏血功能，相反相成，共同维持肝的贮藏血液与调节血量的作用，因此又有"肝主血海"之称。若升发太过或藏血功能减退，则可导致各种出血；疏泄功能减退，肝气郁结，则又可导致血瘀。

其次，对于人体，一般情况下，人体各部分血量是相对恒定的，但在外界气候、情绪、机体活动等发生改变时，血量也不再恒定，而是随之变化。王女士就是这样一个典型例子，由于工作压力的影响，她的情绪长期处于焦虑、紧张的状态，在这种情绪的长期影响下，肝脏调节血量的功能逐渐失调，身体的各部分血量失衡。对于王女士来讲，主要表现出面色、气色的改变，如气色较差，仅仅 40 岁的年纪，给别人 50 岁的感觉；面色改变，脸色严重灰暗；睡眠状态改变，晚上难以入睡，睡着了也容易醒来；饮食改变，饭量减少，常无食欲；身体改变，右肋下胀痛，后背酸痛，腰酸腿沉，以及眼睛干涩。

最后，大家仔细了解肝调节血量的功能之后，完全可以根据了解到的知识防患于未然。相信大家都希望自己能拥有一个健康青春的好气色，40岁看起来像30岁，30岁就如20岁，这时可以从肝脏的调养着手，肝藏血的功能就是有这样的保养效用。但不能将调养肝脏与服中药划等号，调养肝脏可以从食疗、改善作息、缓解压力等方面进行，在这里不多做赘述，下文将会给大家多种多样的调养妙招。

通过王女士的经历，介绍了肝脏调理血量功能的知识，大家学到了吗？

女子以肝为先天，养血先养肝（贮藏、运行血液）

有句话说得好，"养肝就是养命"，用在女性身上尤其合适，女性大半生与"血"有着不解之缘，主要因为女性要经历经、胎、产、乳的生理阶段，至于肝和女性重要关系又该怎样解释呢？

中医素来讲，肝藏血而主疏泄，是说血液的储藏和运行与肝关系最密切。肝经与冲、

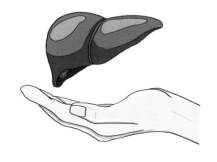

任二脉相联系，肝血充足，血液便能通过冲任二脉流向胞宫（子宫），如期自阴道排出即为月经。妊娠期停经，肝通过疏泄和藏血功能相协调将血液大量聚集于冲任二脉，从而保证胎儿必需的营养。产后哺乳期，肝血充备，乳汁方能顺利化生。至于一般意义上肝血的营养功能，《内经》已做了基本说明：肝开窍于目，其华在爪，在体主筋，为魂之居。因此，肝血不足的人，可能会出现头晕眼花、失眠多梦、视力下降、爪甲淡白、肢体震颤、月经量少色淡等表现。然而，肝血要想顺利走遍全身上下，必须在"肝气"的推动下才能实现，恰恰也是由于女性对"血"的需求太过于重要，血属阴，阴性沉静凝滞，相较之下作为动力的"气"的方面反而就显得不足。对于这一点，《内经》就提出女子"有余于血，不足于气，以其数脱血"。所以女性容易肝气郁滞，肝在志为怒，肝气郁滞的人，表现在脸上容易生疮起痘，表现在情绪上就容易生闷气，而常见的妇科疾病如痛经、月经不调、崩漏、围绝经期综合征等都与肝病息息相关。原来肝脏对女性的影响这么大，也难怪有"女子以肝为先天"的说法。

西医之肝与中医之肝属于不同概念，西医认为，不论男女，正常成人全肝血流量为 1500 毫升 / 分钟左右，占心搏出量的大概 1/4。另外，肝脏还是合成各类凝血因子的重要场所。所以对于一些急、慢性的肝病，比如肝硬化、肝功能衰竭、机体的凝血机制就会受到明显的影响，会表现为凝血酶原时间、部分活化的凝血酶原时间延长，从而引起一系列出血疾病。这或许可以说与中医认为的肝主藏血有着异曲同工之妙。

那么，为了让更多人保持一个健康的肝脏，我们需要从生活做起，具体要做到如下五"要"：

（1）心情要舒畅：肝在五行属木，对应四季的春季，五色的青色，因此宜多向绿色植被附近走动。

（2）饮食要合理：适当吃些富含"造血原料"的优质蛋白质、必需的微量元素（铁、铜等）、叶酸和维生素 B_{12} 等营养食物。如动物肝脏、肾脏、血、鱼、虾、蛋类、豆制品、黑木耳、黑芝麻、红枣、花生以及新鲜的蔬菜、水果等。

（3）休息要规律：没有特别要求，最好在 23 点前睡觉，给肝脏充足的自我修复时间。

（4）吃药要谨慎：俗话说"是药三分毒"，许多药物进入人体要经过肝脏代谢，这一过程可能会影响肝功能，因此服药前要咨询专业人士，切忌自己乱组乱搭。对于需要长期服用某种可能损害肝脏药物的病人，要权衡利弊，并定期检测观察。

（5）肝经要常推：意指以手推肝脏经络巡行的部位，推肝经的最佳时间为 19 点至 21 点，此刻属于心包经主令的时刻（避免 23 点后推，因为肝胆主令时刻推肝经可能会扰动气血正常运行），由于肝经与心包经属于同名的厥阴经，故能相互影响，如此方可徐徐作用于肝经，达到养肝护肝的目的。肝经部位确定：

可以尝试做个劈叉动作，用 4 个手指去摸大腿根，你会发现那里有一根硬筋，顺着硬筋往下走就是肝经了。推肝经方法：①坐在床上，把大腿的根部压住，沿着大腿内侧肝经的位置，左腿曲折平放。②右腿向前伸直，双手交叠，重复推进，稍用力向前推到膝关节，做四五十遍。

第二章
肝的五行属性

晚上抽筋除了缺钙，还与肝有关系（肝在体合筋）

　　张某，女，今年 18 岁，正在准备高考，这半年来她晚上睡觉时小腿频繁抽筋，刚开始以为是缺钙，就一直在吃补钙的食物和钙片。但是几个月过去了，她发现晚上仍然会抽筋，抽完筋后感觉两条腿都是麻木的。张某晚上睡不好，白天学习都没精神，家里人大为担忧，就带着张某去了医院。医生在详细询问了张某的病情和生活起居等情况后，安慰她说："放心，不是什么大问题，你平时学习时间长，一天下来基本上都是坐着的，而长时间久坐会压迫下肢导致下肢缺血，从而出现抽筋的症状，你回去之后，学习一段时间就起身走走路，多活动一下筋骨，晚上再坚持按摩小腿，抽筋的情况就会缓解。"听到这里，张某和家人总算放下心来。

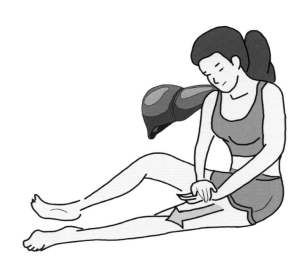

日常生活中，像张某这样因久坐压迫下肢导致下肢缺血而出现抽筋的情况，从中医的角度来理解，就是长期久坐，小腿气血运行不畅，出现肌肉或肌腱痉挛而抽筋，更严重者气滞血瘀，血行受阻，不通则痛，即在抽筋的同时还伴有针刺样疼痛。看到这里，我们会发现，小腿抽筋不是缺钙那么简单。接下来，让我们一起来了解一下其中的学问吧！

1. 中医对抽筋的认识

《素问·五脏生成论》曰："肝之合筋也。"这句话可以从两方面来理解：一是肝之气血可以养筋，二是肝病及筋引起诸筋病。也就是说，肝主筋，如果筋膜出了问题，那很有可能是肝脏出了问题，即小腿抽筋与肝有关。

　　肝之气血可以养筋，换句话说就是人体全身筋膜依赖于肝血的濡养。肝藏血，主全身的筋膜。若肝脏气血充盛，筋膜得其所养，就会筋力强健，运动灵活，则一般不容易出现抽筋的情况；如果肝藏血不足，筋膜失其濡养，则腿脚筋脉就容易出现挛急、抽筋的症状。

　　肝病及筋引起诸筋病，即肝病日久，筋膜失其所养，而引发筋膜的各种病变。一是长期肝郁，气滞血瘀，而脉络不通，筋膜失养，从而出现抽筋痉挛的症状，常伴针刺样疼痛；二是因受风或着凉，寒邪阻滞肝脉，气血不通，难以濡养筋膜，所以会出现腿部抽筋伴腰腹部的酸胀冷痛或四肢麻木疼痛的症状，同时女性还可能伴有痛经、月经推迟，而男性可能伴有阳痿、勃起障碍等情况；三是肝肾亏虚，中医认为肝主筋，肾主骨生髓，若肝血不足，无法营养筋膜，肾精亏虚腰失所养，因此会出现腰酸背痛腿抽筋的情况，同时还可能伴耳鸣耳聋、遗精早泄的症状。

2. 西医对抽筋的认识

　　西医认为，抽筋是肌肉自发的强直性收缩，小腿抽筋在临床上称为腓肠肌痉挛。它通常发生在剧烈运动后或者夜间睡觉的时候，由于各种原因导致腓肠肌受到刺激而引起急剧收缩痉挛。常见的原因包括：着凉或受风，小腿受到冷热刺激；小腿过度疲劳，肌肉中大量乳酸堆积；剧烈运动后出汗容易导致电解质流失；青少年生长发育阶段钙摄入相对不足；或中老年女性病人钙流失过多；以及患有下肢动脉硬化闭塞症等，这些都会导致肌肉痉挛而诱发腿抽筋的症状。

3. 如何缓解小腿抽筋？

　　小腿抽筋的原因有很多，我们可以一一对应处理。首先，小腿抽筋发作时最有效的缓解方法就是按摩发生抽筋的部位，通过按摩抽筋的肌肉，或者对抽筋肌肉采取反作用力，舒张拉长抽筋的部位来保持伸展的状态，或者配合热敷等都可以减轻小腿抽筋的疼痛不适。其次，治病求本，若因肝病及筋或本身患有下肢动脉硬化闭塞症等疾病而出现抽筋症状者，应当治疗原发病；最后，我们应从日常生活着手，注意休息，避免熬夜，保持好心情，多吃含钙类较高的食物如豆制品和牛奶等，多晒太阳以促进体内钙质吸收，加强身体的锻炼，运动前认真地做好准备动作及暖身，在高温或进行长时间剧烈运动时注意适当地补充电解质，远离烟酒，还可以适当按摩承山穴来舒缓小腿肌肉。

指甲有竖纹跟肝病有关系吗（其华在爪）

　　65 岁的李大爷，偶然发现自己指甲上出现凹凸不平的竖条

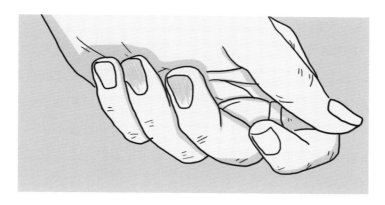

纹，周围许多朋友都说这是肝脏不好的表现，这可吓坏了他，急忙去医院做检查，检查结果显示他肝功能轻度异常同时合并有脂肪肝，刚好证实了之前的说法。原来李大爷平素好小酌一杯，是饮酒导致的酒精性脂肪性肝病。正当他忧心忡忡时，医生安慰他说："您的肝病并不严重，把酒戒啦，适当地运动，并注意减重，肝功能就可以恢复。指甲有竖纹在老人家中很常见，并不是肝脏有大毛病的表现。"听到这里，李大爷终于放心下来。

中医认为，指甲是身体的"晴雨表"，我们有时可以通过观察指甲来初步判断自己的健康状况，正常情况下人指甲是光滑且呈淡粉色的，但日常生活中像李大爷这样指甲出现竖条纹的情况也并不少见，很多人也跟他一样以为自己的肝脏出了大问题，结果其实不然。接下来，让我们一起来了解一下，指甲上有竖纹到底是怎么一回事？

1. 中医对指甲竖纹的认识

中医认为肝主筋，其华在爪，爪就是我们的（手）指甲和（足）趾甲，属于人体筋的一部分，肝脏与筋和指甲之间有着密切的联系。一旦肝脏功能出现问题，很容易就会影响到指甲的健康。因此，从指甲的坚脆、厚薄、颜色、枯萎与润泽等信号中，我们能够了解到肝脏的情况。那么，指甲上有竖纹，到底反映出肝脏什么情况呢？

《素问》曰："肝之合筋也，其荣爪也。"中医认为，肝主筋，又能藏血，如果肝血充足，爪甲就会坚韧明亮，红润光泽，肝血不足，无法滋润爪甲，爪甲的生长状态就会受到影响，或软薄易脆，或颜色枯槁，或者出现竖纹。也就是说，指甲出现竖纹，提示肝血不足或运行受阻。

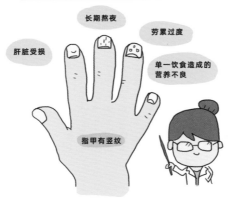

　　说到这里，我们需要注意的是，中医认为人体是一个有机的整体，人体某一局部的病理变化，往往与全身脏腑、气血、阴阳的盛衰有关。因此，肝脏受损可能容易影响指甲的生长情况，但指甲上有竖纹却不会只与肝脏有关，如长期熬夜，劳累过度，或者单一饮食造成的营养不良等，都容易造成人体气血亏虚，而指甲失于濡养，导致指甲竖纹的产生。

2. 西医学对指甲竖纹的认识

　　从西医的角度来讲，指甲上这些微微隆起的竖纹，我们把它叫作甲纵脊。甲纵脊是一种比较常见的指甲异常现象，它是由于维生素缺乏、劳累压力过大、衰老、营养不平衡等原因导致指甲细胞排列发生变化而产生的。如果甲纵脊数量不多，我们可以不用理会它，如果持续时间长，而且多个指甲有多条甲纵脊，我们就需要谨慎了，一般比较多见的是手部的慢性湿疹、扁平苔藓、白癜风、斑秃等。当然，甲纵脊也常见于老年人、有慢性肝肾疾病或者甲状腺疾病的病人以及营养不良的人群。

3. 指甲有竖纹该怎么办？

　　如前所述，指甲竖纹由多种原因引起，我们要想去除指甲竖纹，除了从中医方面养肝血补肝气之外，还要注意生活保养。具体的做法如下：一是注意休息，保证充足的睡眠，避免熬夜伤

肝；二是多吃一些补血养肝的食物，适当补充维生素，也可摄
入一些高蛋白食物，如奶类、蛋类、水果类、蔬菜类、猪肝、黑
米、大枣、坚果等；三是注意锻炼身体，尤其是手足锻炼，促进
气血运行通畅；四是找出导致指甲竖纹的原发病，从原发病着手
来去除指甲竖纹；最后还可以适当按摩一些穴位如合谷、劳宫、
血海来调理气血。

眼睛是心灵的窗户，也是反映肝病的"窗口"（肝开窍于目）

孟子曰："存乎人者，莫良于眸子，眸子不能掩其恶。"意
思是说眼睛是心灵的窗户，观察一个人的善恶莫过于观察人的眼
睛。眼睛除了能辨认善恶之外，也是健康的"显示器"，中医学
认为："五脏六腑之精气皆上注于目，则目能视万物、辨五色。"
如果脏腑功能失调，就会影响人的眼睛。现代医学也证明，许多
全身疾病都可以在眼睛中反映出来，同时眼睛也是肝脏疾病的信
号站，通过观察眼睛，可测知肝脏的情况。

1. 肝与眼睛关系的中医观

《黄帝内经》曰："以我知彼，以表知里，以观过与不及之
理，见微得过，用之不殆。"认识事物，应采取知己知彼，由外

揣内，见微知著，从而认识事
物的本质。中医疾病"有诸内
者，必形诸外"，脏腑的气血
阴阳盛衰可以通过人体的外在
表现而得之。肝开窍于目，目
为肝之外候，即眼睛是肝脏的

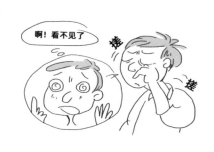

"显示器"，我们可以通过观察眼睛而测知肝的情况。正常情况
下，肝血充足，肝气调和，阴阳平衡，则眼睛功能正常，视物清
晰，眼睛明亮。若是肝阴肝血不足，比如长期熬夜或是用眼过度
耗上肝血肝阴，则容易出现眼睛干涩、视物不清、甚至眼珠涩痛
等情况；若是肝经风热则易出现眼睛痒痛，眼睛分泌物增多；若
是肝风内动，则容易出现抽搐，眼睛斜视、翻白眼等；若因长期
郁闷，精神刺激，肝气郁结，津停生痰，久而痰蒙神窍，易出现
眼睛昏蒙、出现幻觉等。

　　当然眼睛除了能反映肝病情况外，"五脏六腑之精气，皆上
注于目而为之精"，眼睛也可以反映出各个脏腑的精气盛衰。眼
睛也是一个人"精气神"的重要体现部分，是观察整个人精神状
态的重要部分。

2. 眼睛与肝关系的西医观

　　在西医中，眼睛是观察许多肝脏疾病的窗口，很多的肝病在

眼睛上都有所反应。当肝病引起胆红素明显升高时会表现为眼睛黄染，通俗来讲就是眼白发黄，即所说的黄疸。巩膜黄染是肝病的重要征象，能导致胆红素升高的疾病均能使眼睛黄染，比如甲肝、乙肝、丙肝等病毒性肝炎、肝胆结石导致胆道梗阻、原发性肝癌等均可使胆红素升高而出现眼睛、皮肤黄染；当然不是所有的肝病都会表现为眼睛黄染，只有当肝脏损伤引起胆红素明显升高才会出现；同时眼睛黄染也不一定是肝病，溶血性贫血也可以使胆红素升高而导致眼睛黄染。肝病所导致的眼睛黄染，同时会伴随恶心、厌油腻、乏力及其他消化道症状；另外某些食物、水果也可导致皮肤黄易被误认为肝病，如长期大量食用胡萝卜、南瓜、柑橘等含胡萝卜素丰富的食物会导致皮肤发黄，眼睛不黄，其实这不用过度紧张，这是因为摄入过多胡萝卜素，身体不能及时将其转化为维生素 A 所致，一般减少摄入就会恢复正常。另外肝豆状核变性的患者在眼睛中的特异性表现为角膜色素环，也叫 K-F 环，这是由于铜沉积于角膜后弹力层所致，多见于双眼，另外该病除了眼睛有 K-F 环外，也可表现为眼睛黄染。

　　总而言之，当我们出现眼睛发黄时需警惕肝病的可能，特别是乙肝病毒携带者、近期大量饮酒或是近期有服用可能损肝的药物时，尤其需注意眼睛有无发黄情况，若发现异常，建议及时就医检查肝脏情况，以免延误病情。

眼睛干涩与肝之间的联系（在液为泪）

　　45 岁的李阿姨，平时看手机稍微久一点就觉得眼睛疲劳、眼睛干。因疫情隔离在家无事，看手机的时间增多，近来觉眼睛干涩有异物感，口干舌燥，开始以为是水喝少了，于是想通过每天规律喝水，也只能短暂缓解口干，但后来感觉眼睛干涩、口干越来越严重，偶尔还有皮肤瘙痒，食欲也越来越差。李阿姨去医院检查竟然发现肝功能异常，医生说这眼干、口干都是肝在作祟，通过住院完善相关检查，李阿姨被诊断为自身免疫性肝炎，通过对症下药，李阿姨口干、眼干症状得到好转。

　　现代人电子产品使用频繁，眼睛干涩成为困扰我们最常见的问题。眼睛干涩不仅反应眼睛局部问题，也可能是肝脏发出的求救信号。接下来就让我们了解一下中医、西医中眼睛干涩的那些事。

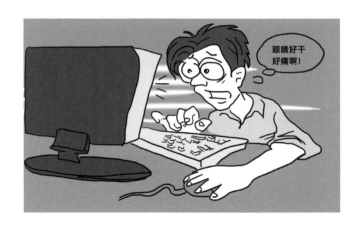

1. 中医对眼干的认识

眼泪是濡润眼球、保护眼睛的主要物质；中医认为"肝在液为泪"，眼泪由肝精、肝血经肝气输布于目而化生；正常情况下，泪液分泌适量，既能濡润眼球，又不至于外溢。"肝受血能视"，血不养目则见目涩、目花、目珠刺痛，也就是说肝内贮藏的血液，即肝血，除能滋养肝脏本身外，还输布至目濡养眼睛，使眼睛能看清事物。肝血不足是眼睛干涩的原因，《黄帝内经》记载，久视伤血，过度用眼会耗伤肝血，导致肝血亏虚而不能有效濡润眼球，因而出现眼睛干涩。

中医讲究整体观念，当然眼干也不仅见于肝血虚，"五脏六腑之津液尽上渗于目"，我们过于耗伤人体津液也会导致眼睛干涩，比如秋季燥邪尤甚，易耗人体津液，因此秋季多眼干。

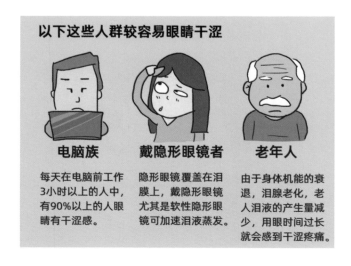

2. 西医对眼干的认识

眼睛干的原因主要分为泪液不足或蒸发过快。在当代，用眼过度是导致眼干的重要原因，而年龄的增大、干燥的环境、眼部疾病、全身疾病（比如干燥综合征、糖尿病）、药物（治疗青光眼药、抗焦虑抑郁药）、滥用眼药水均是眼干的危险因素。另外，西医中眼干也有可能是肝病的一种外在表现，在肝脏疾病中有一种叫自身免疫性肝病，是一组由于自身免疫异常导致的肝脏疾病，因临床表现缺乏特异性，肝损伤隐匿易被忽视，可表现为口干、眼干、皮肤瘙痒等症状，因此长期眼干，若还伴有皮肤瘙痒、不明原因乏力等，建议常规进行肝功能检查。

3. 如何避免眼睛干涩？

（1）让我们的眼睛充分休息

学会适当用眼，用眼一小时左右眺望远方；另外减少隐形眼镜佩戴时间。

（2）注意用眼卫生

平时生活中勤洗手，不要过度揉搓眼睛；避免烟尘环境，减少空调使用；不能过度使用眼药水。

（3）合理饮食，均衡膳食

多吃水果蔬菜，补充多种维生素。

4. 缓解眼干小妙招

（1）热敷眼睛或按揉眼周穴位

用干净的热毛巾热敷眼睛，或洗净双手，双手搓热熨目，另外用中药菊花水蒸气熏眼也能有效缓解眼睛干涩。按揉眼周穴位，勤做眼保健操，比如睛明穴、四白穴、承泣穴、瞳子髎、丝竹空、攒竹穴等。

（2）勤眨眼

研究发现，经常做完全眨眼动作，能够让眼球获得滋润。眨眼能让泪液在角膜、结膜上涂布均匀。

（3）杭白菊加枸杞子、麦冬泡茶或是决明子茶均是不错的选择。

引起眼睛干涩的原因很多，全身性激素水平发生改变，缺乏维生素 A，以及干燥综合征等都有可能是致病原因。若眼睛长时间不适，通过以上方法仍不能有效缓解，建议大家及时就医检查，从根本上解决疾病问题。

人们常说的"大怒伤肝"是怎么回事（怒为肝志）

30 岁的刘某，平时脾气火爆，一点小事或者不顺意就发火抱怨，近来感觉失眠严重，月经也不按时来，公司体检时更是发现有甲状腺结节和乳腺结节。因为毛病太多，不知道挂什么科合适，所以找了中医来调理身体。中医告诉她，是因为她情绪容易激动生气，"怒伤肝"，才导致这些毛病出现。

常言道"怒伤肝"，意思就是过度的愤怒会对肝脏造成损害。那么大怒、生气到底会不会伤及肝脏呢？今天我们就从中、西医两种理论来聊聊，这种说法到底靠不靠谱。

1. 中医认识

从中医理论来讲，"七情内伤"理论认为喜、怒、忧、思、悲、恐、惊七种情绪的过度变化会引起五脏六腑功能紊乱而致病，它们与人体的五脏六腑有一一对应的关系，当它们达到一定程度，超过了人体的生理与心理适应能力，从而导致与之相应脏腑出现毛病。"怒"便是与肝相对应，怒为肝之志。肝在五行属

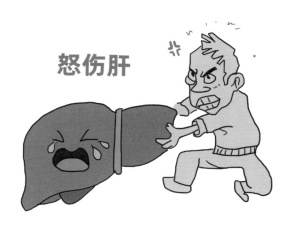

怒伤肝

"木"，大怒之后，损伤肝木，火气内生，引动肝经之火，肝经气逆火升，循肝经上炎于头目，从而出现烦躁易怒、头胀头痛、面红目赤等症状。所以在中医里面的"肝"，其实范围不单是字面上的肝脏啦，更包括了其他多个脏器的功能变化。

2. 西医认识

现代西医学研究已证实，大怒可以刺激交感神经产生兴奋，引起肾上腺髓质系统的兴奋和过度表达，同时还能刺激机体，引起机体的应激反应，导致下丘脑－垂体－肾上腺轴过度激活，引起机体的血压上升、全身代谢增强、胃肠道抑制等功能紊乱，从而直接或间接地影响肝脏的正常功能，临床多表现为内分泌系统紊乱、消化系统疾病或心脑血管系统疾病如高血压和冠心病等。

（1）心脑血管疾病

《素问·生气通天论》曰："大怒则形气绝，而血菀于上，使人薄厥。"用西医学来解释，如果一个人本身患有高血压、心脑血管疾病，生气等因素可使血压飙高，引发脑血管破裂出血（脑出血）或者心脏病发作，甚至猝死。

（2）妇女不孕、月经不调、痛经等妇科疾病

古代医家叶天士提出"女子以肝为先天"，女子月经来潮、生殖功能等都与冲脉充盛、肝血充足及肝气的疏泄畅达密切相关。故爱生气的人，易于肝气郁结，疏泄失司，导致气滞血瘀，

冲任受损，从而引起不孕、月经不调、痛经、肿块等，此外，女性肝气郁结还常表现为乳房胀痛、结块，乳腺增生等症状。

（3）抑郁寡欢、失眠多梦等精神情志症状

经常生气导致肝气郁结，久则心情低落、抑郁寡欢，此外，肝气疏泄失常，郁而化热，热邪上扰心神，还会引起入睡困难，失眠多梦，夜寐不安等症状，这体现了肝主疏泄与情志失常往往互为因果。

（4）身目发黄、胁痛口苦等肝胆湿热症状

《脉经》曰："肝之余气，泄于胆，聚而成精。"当肝气郁结时，则可影响胆汁的分泌与排泄，进而导致脾胃的消化吸收障碍，出现胁痛、口苦、纳食不化，甚至黄疸等症状。

3. 容易生气的人如何调理呢？

（1）保持情绪顺畅，顺应自然。　中医讲"天人合一"，就是要我们多多亲近大自然，置世俗于身外，达到人与自然的和谐，用平和的心态为人处世。如果心情愉快、情志调畅，肝火就会随之消散。

（2）养成良好的饮食生活习惯，适当运动。　按中医子午流注法：子时（23点至1点）属胆经，丑时（1点至3点）属肝经，故肝脏在23时至3时再生兴盛，23时前卧床休息有利于肝脏功能的休养与恢复。同时尽量避免食用辛辣刺激性食物以及煎炸烧烤等易上火食物。另外每天定时定量运动，可以提高身体的抵抗力，还可以让肝脏的功能更好。

（3）可以通过适当的茶饮调节。 通过一些清热解毒祛肝火茶饮，如菊杞茶、清肝饮等可以起到调节机体阴阳平衡，平肝泻火，从而使人体肝火平复，特别是对一些具有"肝火旺"倾向的偏阳质体质或肝火上逆症状轻微的朋友特别有效。

（4）通过饮食调理。 日常生活中应戒烟戒酒，预防脂肪肝、酒精肝。少食油腻辛辣刺激的食物，清淡饮食，多吃绿叶蔬菜，多吃具有疏肝理气功效的食物如佛手瓜、玫瑰、萝卜、大枣、莲藕等。

（5）通过中医穴位揉按来平肝、疏肝。 取太阳穴、角孙穴、风池穴这3个头部的"撒气穴"，中指顺时针按压这三个穴位，每个穴位40秒，力度适中，稍有酸胀疼痛感即可。能起到疏肝解郁、舒缓疲劳、焦虑的功效，可治疗头痛、眩晕等病症。对生气后两肋胀痛、乳房胀痛也有良效。

春季养肝正当时（五脏应四季）

45岁的何某，口干口苦，失眠多梦困扰她多年，做检查又没有发现什么大毛病，一次，她在医院体检时偶然听了一场关于"春季养肝正当时"的讲座，她抱着试试的心态按照讲座上的建议做，过几年后，发现口干口苦，失眠多梦这些毛病竟然慢慢好了，那这究竟是怎么回事呢？今天，我们就来讲讲其中的奥秘。

1. 为什么春季养肝正当时？

《黄帝内经》曰："春养肝，夏养心，秋养肺，冬养肾。"是四季养生需遵循的原则。中医五行理论中人体的五脏与四季相对应，即"五脏应四季"，春天属肝，肝外应春天，肝脏在五行中属木，春天正是万物复苏、阳气渐生的季节，与肝相呼应，春气与肝气相通，春季养肝即是应季养生。

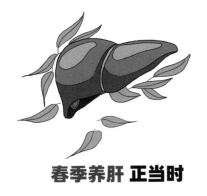

肝脏具有条达疏畅、升发生长和生机盎然的特性。春天万物复苏，利用春的生发特性，使肝脏升举通达，调畅气机，达到养肝目的。若此时肝气不畅，与春季的阳气升发、发散之气相反，人体便会出现不适。故民间有"春季养肝正当时，养肝就等于养命"之说。那到底如何才能做好春季养肝呢？现教大家6招，在春生季节养肝护肝。

2. 怎样做到春季养肝？

（1）起居上要早睡早起

《黄帝内经》曰："春三月，夜卧早起。"立春过后日长夜短，顺应天时就应"夜卧早起"，助体内阳气升发。此中的"夜"是指太阳下山、天黑之后。《黄帝内经》讲："人卧血归于肝。"人在进入睡眠状态时，血液归集到肝脏，肝脏有了血液的滋养，便能够有效化解肝脏疲劳，肝脏得到有效的休养，故熬夜对于肝脏的损害大。早睡早起，每晚 11 点前睡觉、保证每晚有 6 ~ 8 小时的连贯睡眠，是最管用又切实可行的养肝之法。

（2）运动锻炼上要轻柔舒缓

《黄帝内经》曰："广步于庭，被发缓形。"意思就是春季运动时，要选择宽松、透气的衣物；在庭院里做一些轻柔舒缓的运动。

春天是阳气生发的季节，以不出汗或少出汗为宜，高强度的运动会使津液耗损过多，反而会损伤人体阳气。故运动锻炼一定要适度，选择如慢跑、太极拳、瑜伽等轻柔舒缓的运动，有助于活血通络、舒展筋骨，使肝气最大限度地得到宣泄。

（3）衣着上要注意保暖防春寒

春天气候转暖的同时，也伴随有乍暖还寒，出现"返春寒"，一些有肝病或体质差的朋友过早地脱掉保暖的冬装，一旦遭遇急升骤降的气温，抵抗疾病的能力下降，容易被一些病菌、病毒攻破"防线",导致疾病缠身。因此需要"春捂",不要急于脱去冬装。谚语"春捂秋冻、不生杂病",就是这个道理。

（4）情绪上要保持顺而不怒

《黄帝内经》曰："肝病者,令人善怒。"中医五行学中肝与怒相应,生气、发怒均易使肝气郁结致气郁化火,也就是人们常说的"肝火",从而出现血压升高、头痛、头晕,甚至中风、神志不清等肝火上扬表现,故有怒伤肝之说。

春季养肝,先要学会制怒。控制自己的情绪,不生闷气,用平和的心态为人处世。学会释放,在遇到不满意或不开心的事情时,要勇于表达或向别人倾诉出来,不要把事情都放在心里,只有"郁"出来了,自然便不会"结"了。心情愉快、情志调畅,肝火就会随之消散。

（5）饮食上要少酸增甘

《黄帝内经》曰"酸入肝",中医五行学说中肝与五味中酸相应,脾与甘相应;依据五行生克关系,若肝木火旺,克脾土,致脾土虚弱,会出现头晕、头痛、食欲不振等一系列症状。

春季养肝应遵循"少酸增甘"原则,饮食多以健脾益气甘味食物为主,可选用大枣、山药、扁豆、瘦肉、鱼类、蜂蜜、姜、大麦、小麦等,同时配合吃一些辛甘发散、清淡的新鲜蔬菜,如春笋、韭菜、荠菜、菠菜、洋葱、菜花、莴笋等。

（6）日常保健

中医吐纳法"嘘肝法"。若遇到不痛快的事，可以尝试"嘘肝法"，面对常青绿色树木或空旷野外，口发"嘘"的声音，缓缓地、深深地吐出一口气，可以重复多次直至心情好转。

按摩肝经穴位法。取疏肝养肝两大穴位。合谷穴，两手大拇指交叉，大拇指碰到的位置；太冲穴，脚部第一趾骨与第二趾骨交界的前方凹陷处。这两处穴位配合按摩，顺时针按揉以出现酸胀或者胀疼为度，每次 2 ～ 3 分钟即可，具有疏肝养肝的功效。

为什么熬夜会伤肝（夜卧血归于肝）

19 岁的小赵，今年在读大二，最近觉得自己特别烦躁，动不动爱发脾气，白天精神很差，看东西看一会儿后眼睛就发酸发胀受不了，早晨起来口有点发苦，来医院就诊，医生询问后才知道，原来他这半年以来经常熬夜，刚上大学还收敛一点，但毕竟大学管理松散，他也就逐渐放纵自己，平时喜欢熬夜追剧，甚至约上三五个朋友通宵网吧都不在话下。询问

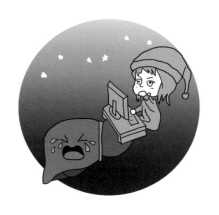

一番后，做了一套抽血化验显示肝功能转氨酶、胆红素都有所升高。这下小赵的问题搞清楚了，就是因为长期熬夜导致的。那么，熬夜为什么会伤肝呢？

　　中医有一套理论，叫作"经络气血子午流注"，是讲人体气血会在与五脏六腑相连的经络中循环侧重，完成一周恰好需要1日。这一流程归纳为歌诀为："肺寅大卯胃辰宫，脾巳心午小未中，申膀酉肾心包戌，亥焦子胆丑肝通。"里面讲"亥焦子胆丑肝通"，子、丑两个时辰对应现代时间为晚11点至次日凌晨3点，此刻为肝胆二经主司时刻。《黄帝内经》中有一句话叫作"十一脏俱取决于胆"。子时对应午夜，恰好是阳气初生，阴阳转换的时间。此刻不睡，使胆气受扰，必定影响到阳气的生发，导致第二天精神不佳，所谓"胆有多清，脑有多清"，正是此理。丑时肝经主令，大量气血内行于肝脏以涵养之，此刻不睡，肝脏便得不到充足气血的濡养。肝胆本为一体，相互影响，必定令肝之疏泄不能正常进行，同时也致使肝脏空虚失养。肝有问题最能影响人的情绪，肝气不能疏泄，实则怒，肝血失其濡养，虚则恐。

　　就目前来讲，西医并没有具体证据指出熬夜会直接损伤肝脏，但长期熬夜可能会诱发心脑血管危害，比如血压升高、心源性猝死、脑出血。这是因为自身一直处于应激状态，容易使那些参与调节血管的激素（如肾上腺素）表达紊乱，那会导致血管异常收缩，从而引发诸疾。而同样作为人体器官之一的肝脏怎能独善其身呢？肝脏参与营养代谢，并有解毒功能，这些过程必然伴随着肝细胞凋亡，肝脏有很强的再生功能，肝细胞凋亡后随之也有新生细胞不断补充，凋亡—新生维持在动态平衡中。而熬夜会打破这个平衡，影响到肝脏修复的进度，特别是那些本来就有基础肝病的人群，熬夜更是"雪上加霜"。

像小赵这样的熬夜习惯在当代年轻群体绝不算少数，本篇的目的是提醒大家养成早睡的好习惯，没有特别关注的事情，最好在晚上 11 点前入睡，爱肝护肝从我做起。

为啥色斑暗疮此起彼伏，总也消停不了（肝气郁结，血瘀生斑）

32 岁的曾女士，从事企业管理工作，平时经常坐办公室，使用电脑处置各种信息表格。由于工作原因，她经常点外卖吃，并且还超喜欢吃一些油炸的、糖分高的食物，边吃饭边工作是常态，节奏虽然紧凑，她有时候也会焦虑，性格急躁，但由于待遇还不错，她也就一直坚持下来了。然而令她最为苦恼的是，自己肤色一直不好，脸上总是起暗红色斑块，用了许多护肤品，效果总是不理想，或者消了又长，源源不断。忧心忡忡的她特地来求助中医调理，医生根据她的工作性质及个人性格，考虑她是"肝

郁化火"，除了药物治疗疏肝
清火以外，告诉她避免久坐久
视，饮食不要过于油腻，多食绿
色蔬菜，经过综合治疗以后，她
的情况终于改善了很多。

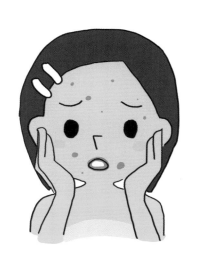

　　中医认为，"肝为将军之
官"，是说肝脏像统帅三军的
将军，性格豪爽，威严气急，
眼里揉不得沙子，另外肝在五
行属木，树木的特点是舒展、
发散，这便引出"肝主疏泄"的概念。另外"肝主藏血"，有
"血海"之称，血液充盈于肝，然后在肝脏疏泄功能正常运行
下，气血运行无阻，表现在面部，则光泽外现，红润饱满。凡是
能影响到肝脏"疏泄""藏血"的功能，肝气郁结、气滞血瘀
均有可能致使面部晦暗无光，干涩粗糙，甚至起包生斑。比如心
情抑郁、久卧久坐而懒动会影响肝的疏泄功能，饮食偏嗜无度通
常先影响脾胃功能，致使气机紊乱，继而引发肝脏失于疏泄，熬
夜、久视，会影响肝的藏血功能。

　　西医认为，肝脏是人体重要的代谢器官。如果肝功能受损，
可以通过神经以及内分泌机制间接导致体内黑色素、雌激素表达
水平紊乱，当黑色素过度表达时，沉积皮下，外观表现为面色晦

暗，甚至出现"古铜色"面容，以面部、眼眶周围皮肤较为明显，当雌激素水平过度表达时，可引发面部或鼻尖细小毛细血管扩张，以上面容统称为"肝病面容"。另外，以胆红素代谢异常为主的肝病人群，可出现皮肤发黄。

除了有明确基础肝病的病人，需在医生指导下治疗基础肝病以外，生活中需注意什么呢？

避免熬夜，熬夜会影响肝脏血流及肝脏功能修复，如果没有特殊要求，最晚 11 点睡觉为好。

避免久视，尤其电脑、手机，久视容易调动肝经气血上涌，如果必需长时间用眼，可定时远眺，最后记得清洁面部。

少食高脂高糖食物，如肥肉、蛋糕、糖果、动物内脏等，因为中医讲"肥者令人中热，甘者令人中满"，肥甘厚味入口，容易引起脾胃积热，进而影响肝的疏泄功能。可增加优质蛋白摄入，如瘦肉、鸡鸭鱼类、鸡蛋白等；适当食用粗粮、新鲜蔬菜、水果以保证充足膳食纤维、维生素的吸收。

男人养肾先养肝（肝肾同源）

43 岁的李先生，年前工作繁忙，时不时还有很多应酬，有一天早晨起床发现眼圈周围黑黝黝的，而且一连几天提不起精神来，走路走多了腰酸背痛，想想自己是不是肾虚了，就去药店买了"六味地黄丸"吃，回家还自己泡枸杞喝，喝了1个多月，眼见没什么效果，这才来医院求助，做了全面体检，除了转氨酶高了点，彩超提示有中度脂肪肝，医生参考他平日工作繁忙，有熬夜的习惯，加上老是应酬，酒饮必然少不了，考虑他"酒精性脂肪肝"

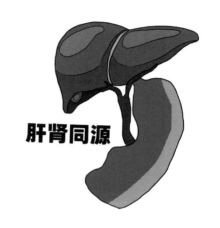

肝肾同源

的可能性大，嘱咐他不要再喝酒，按时进餐，少吃油腻，尽量早点休息，晚上11点前睡最好，就这样坚持了2个月，之前的不良状态逐渐得以纠正，再次复查转氨酶终于恢复正常了。

中医素有"男子以精为本"之说，尤其是中年男性朋友，如果出现精力疲乏，鬓生白发，足膝酸软，不耐久行久立，眼胞浮肿或发黑，夜尿频繁，很可能是肾脏虚损的表现，而目前市场上为了迎合大众的心理需求，推出各类养肾护肾的保健品，先不提这些保健品良莠不齐，就说中医治病讲究辨证论治，肾虚分肾气虚、肾阴虚、肾阳虚，而人体作为一个整体，每一种证型常常兼杂其他脏腑之患，虽有"肾为五脏之本"之说，但若不顾及他脏之标，径以补肾为治，可能出现补而无用，补而生害（比如滋腻碍胃，助阳化火），毕竟肾为先天之本，属于至精之纯之脏，不是轻易靠一些保健品短期内奏效的。肝作为阴阳两用之脏（体阴而用阳），阴的方面，其能藏血，荣养内外脏腑，四肢百骸；阳的方面，其能调动气机，和畅情志。在病因构成方面，"肝为五脏之贼"，治疗也常常强调"杂病治肝"，足见肝脏关乎整体的重要性。

《黄帝内经》认为，肝藏血，肾藏精，而精血互生，肝肾同源。精能生血，血能化精，肾中精气的充盛，有赖于肝血的滋养。根据这一点，如果平时注重保养肝血，肝血充盈了，其有余部分自然化生精微而贮藏于肾。而实际生活中，许多人常做一些伤害肝脏的事情，最常见的就是饮酒、熬夜。另外因"肝主疏泄"，情志抑郁的人由于肝气阻滞，必然影响血液运行，如果肝郁持续不解，则会化火耗伤阴血。这些情况都会影响肝血，潜移默化地影响肾脏。

（1）舒缓情志：避免久处封闭屋内，多外出走走，尤其植被茂密处，因肝在五行属木，喜调达恶抑郁，内外相感，植物顺势上长之特性恰符肝脏疏泄之性。

（2）合理作息：所谓"亥焦子胆丑肝通"，亥时为晚上9点至11点，三焦经旺于此刻；此后子丑之时，正是肝胆二经司令之期。如果晚上11点后人仍处于亢奋状态，则会扰乱肝胆二经气血运行规律，容易导致气滞，久则化热。

（3）注意饮食：①避免饮酒，因酒为"熟谷之液"，其性彪悍，饮入于胃，积聚化热，热游于肝胆二经，容易导致肝失疏泄；西医学认为，酒精在体内的代谢过程会损害肝细胞膜以及肝细胞内线粒体，还会增加耗氧量，导致肝细胞缺氧坏死。②避免过食肥甘，肝主疏泄也体现在"助胃纳食、助脾运化"方面，"饮食自备，肠胃乃伤"，而肠胃一伤，气机留滞中焦，也会影响肝胆疏泄；西医学认为，肝脏分泌胆汁帮助脂肪消化，还能以肝糖原形式储存糖类，如果摄入过多糖脂，无疑会加重肝脏负担。

（4）常按 2 个穴位：大敦与太冲。太冲位于足背 1、2 跖骨间，而大敦位于脚大拇趾甲根部（靠第 2 趾一侧）外侧部位约 2 毫米处。常按此二穴，有疏肝泄热的功效。大敦按法：将双腿盘好，用左手拇指按揉右脚此穴，先往左旋按压 10 ~ 20 下，再往右旋按压 10 ~ 20 下。然后用右手按压左脚的此穴，数量和按法同上。太冲按法：将双腿盘好，以左手拇指按揉右脚此穴，顺着骨缝的间隙按压，并前后滑动，按 20 下，再以右手按揉左脚此穴，数量和按法同上。

乳房胀痛，你可能需要疏肝（肝经循行乳房）

各位女性朋友们注意了，如果你经常出现乳房胀痛，经期尤其明显，有时还伴随情绪不稳定，按照中医的说法，这是肝郁气

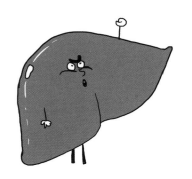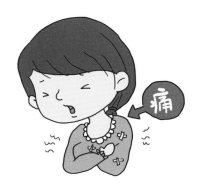

滞的表现。中医经络学说认为，足阳明胃经行贯乳中，足厥阴肝经绕行乳头。问题来了，为什么乳房胀痛只提肝气郁而不提胃气郁呢？原来，正常情况下，肝除了能疏泄气血到达诸部，还能疏导脾胃之气来维持消化功能。肝脏有了问题后，脾胃之气容易随之郁滞，出现食欲不佳、腹胀等消化道症状。而造成这一切的根源仍在肝，毕竟"女子肝血有余，肝气不足"，肝郁气滞是比较常见的。肝在志为怒，肝郁气滞的人，心情自然好不到哪里去。

　　西医把女性乳房胀痛分为生理性的和病理性的。生理性乳房胀痛可见于青春期、月经前期、孕期、产后、性生活后，多与体内激素水平有关。病理性乳房胀痛多见于乳房疾患，如乳腺炎、乳腺增生、乳腺癌。而生气容易导致内分泌紊乱，雌激素、孕激素失衡，也更易引起女性乳房胀痛。可能有些人会说自己心态还好啊，这里提一句，凡是能影响到体内激素水平的不良习惯都可能是乳房胀痛的原因，比如工作压力大、熬夜、饮食不规律都可影响人体内分泌激素水平。

　　其实乳房胀痛只是一个小插曲，如果放任不管，长期心情抑郁可能会导致一系列妇科疾病，甚至妇科肿瘤。雅典就有一家医院对参加乳腺癌检查的448名女性做了一项研究，结果显示易怒的人诊断出乳腺癌的可能性更大。当然，乳房胀痛的问题，说大不大，说小又不能忽略，它更像是反映身体健康状况的一扇小窗，如果你经常有乳房胀痛的问题，按照中医的理念，不妨来疏疏肝，至于怎么疏，下面就教你一些"好"方法：

　　（1）好心情：要相信好心情能带来好运，尝试慢慢不着急、少生气，心平气和地处理问题。实在不行，唱唱歌，找亲人、朋友倾诉，或是去空旷的绿草地大声呐喊，疏泄自己心中的不快。

　　（2）好饮食：可以适当多吃一些疏肝理气的食物，比如芹菜、茼蒿、包心菜、韭菜、洋葱、香椿、香菜、春笋、西红柿、白萝卜、胡萝卜等。少吃酸涩之物，比如乌梅、泡菜、石榴、青梅、杨梅、草莓、杨桃、酸枣、李子、柠檬等，也不能多吃冰冷食品，如雪糕、冰激凌、冰冻饮料等。因为这些酸涩或生冷的食物可能加重气机郁滞。

　　（3）好茶饮：玫瑰花、梅花、合欢花、佛手、甘松、绿萼梅任意选择两种，各取5～10克开水泡茶饮用，具有疏肝散结的功效。如果伴有口苦、眼干、爆痘等表现，可加入少量金银花、菊花、薄荷。

（4）好习惯：不要熬夜，尽量晚上11点前休息；常按太冲穴，沿着1、2足趾间向足背上摸到有凹陷（约2横指宽）处即是，用大拇指点按太冲穴，使之有酸胀感或胀痛感，持续3～5分钟，早、中、晚各1次。

放屁多，可能是肝的"求救信号"（肝脾不和）

小雨最近老是放屁，尤其是公共场合，那种感觉一来很难控制住，面对周围人异样的眼神，她恨不得找个缝钻进去。本想着可能是肠胃问题，开点药就行了，但是又害怕吃错药伤身体，于是去求助医生。到了医院做完检查，医生说有两个消息告诉她，一个好消息一个坏消息，好消息是小雨肠胃没有发现病灶，小雨

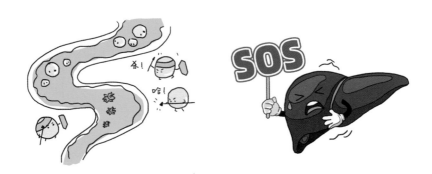

非常高兴，又想到还有个坏消息，继续听医生往下说。只见医生说，虽然肠胃没有发现病灶，但是你的肝却不健康，小雨纳闷了：放屁咋就牵扯到肝了？

说到放屁，许多人首先考虑来自肠道，然而小雨的遭遇却打破了这个常规认识。为什么放屁能与肝扯上关系呢？

中医讲究整体观，病态下，如果肝有问题，就会通过脾胃功能进行表达。因为肝主疏泄，脾主运化，胃主受纳，而体现疏泄功能的表现之一便是肝能疏导脾胃之气的运转，从而维持脾胃的运化、受纳功能。肝属木，脾胃属土，中医把肝与脾胃的关系称为"相克"，虽然叫克，却是有用的克，为什么这么讲？中医特别喜欢取象比类，肝与脾胃的关系好比自然界植物和泥土的关系，经常生长植物的地方土地便松软肥沃，相反贫瘠的地方土地便板结，这就叫作"木能疏土"。如果肝不疏泄，也就是肝郁气滞了，脾胃的力量便削弱了，就容易引起食积痰湿，食积、痰湿形成后，又会反过来加重胃肠气滞，放屁也是胃肠气滞的表现。

西医认为，肝脏和肠胃同属于消化系统，肝脏分泌胆汁到胆囊储存起来，人在进食后，胆囊将胆汁排泄入肠道参与消化，肝脏还能将来自肠道的营养物质进行加工，并过滤其中的毒素。对于一些慢性肝炎、肝硬化的病人，肝脏受损导致胆汁分泌不足，营养加工能力下降，从而影响食物吸收；另外，肝门静脉负责将食管、胃、小肠、大肠和脾的静脉血收集起来，一些晚期肝病病人，门静脉压力往往增高，胃、食管等静脉血再向肝门静脉流动的压力增大，容易造成静脉曲张，那时消化功能自然就变弱了。不消化的食物堆积在肠道会成为细菌滋生的温床，食物残渣在细菌的作用下发酵产气，可引起放屁增多。另外，肝硬化失代偿期病人容易产生腹水，饮食稍有不慎是可以引起放屁增多的。

写本篇的目的不是要给大家造成恐慌，不能说一有放屁增多的现象就立马觉得肝有问题，而是拓展大家的认知，无论中医、西医，都认为肝病是可以影响到正常的消化功能的。如果老是放屁，需首先考虑是不是饮食方面如饮食过快以及食用过多豆类、淀粉类、肉类等导致的产气增多，还有肠道本身器质性病变，如果上述可能性都不大，就要考虑是不是肝的问题了，因为临床上确实有许多肝病病人常伴随肠道菌群紊乱，出现腹胀、矢气多、便秘、腹泻等不同症状。

第二篇

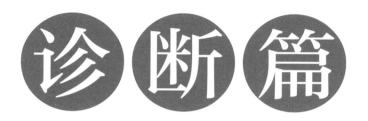

导读

　　中医的"肝"和西医学中看得见、摸得着的"肝"不一样，它是一个抽象的概念，它不仅是解剖学意义上的肝脏，更是一个以肝脏为中心，与胆腑相表里、与四肢百骸相通，具有独特的生理功能、病理表现。肝在中医五行学说中对应五行中的木，与四时中的春相通，与五官中的目相联系，同时肝还与情志中的怒相关，所以"春季养肝正当时""养肝明目""大怒伤肝"的说法正是由此而来。肝属木主升发，肝就像春季的树木一样向上向外伸展，抽枝发芽，喜欢舒展、顺畅，而不应该被阻遏，故有"肝喜条达而恶抑郁"之说。所以肝的疏泄作用，就是指肝脏具有保持全身气机疏通畅达，通而不滞、散而不郁的作用。肝又为藏血之脏，具有贮藏血液、调节血量、防止出血的功能。

　　西医的肝病主要表现为肝脏本身的病变，如各类病毒性肝炎、肝硬化、肝癌、脂肪肝、酒精肝、自身免疫性肝病等，其常见症状主要包括：①肝区不适或疼痛；②恶心、呕吐、厌油、食欲不振等消化道症状；③身体乏力、嗜睡等全身症状；④皮肤、巩膜黄染、尿黄；⑤牙龈、鼻腔易出血，皮下瘀斑等出血倾向；等等。

　　中医中的肝病是指以肝胆脏腑功能失调以及肝经、胆经循行部位病变为主要表现的一系列病证。肝病的主要病理表现是肝脏疏泄和藏血的功能失常：肝气亢逆、升发太过可能表现为性情急躁、易发脾气，头目胀痛、面红目赤；肝气虚弱，升发太过表现为倦怠乏力，头晕眼花；肝失疏泄，气机失调则男性易出现排精异常，女性易月经不调；肝气虚弱，收摄无力，藏血功能失常则易牙龈、鼻腔出血，皮下瘀斑；肝血不足，不能濡养目，则双眼干涩昏花，甚至夜盲、视物不清；肝血不能濡养筋则肢体震颤、抽搐，肢体麻木，屈伸不利等。此外，肝脏还和人体的五脏六腑有着密切联系。如肝脾不和则容易出现味口差，进食后腹胀明显，排气多、大便溏；心肝气郁易出现精神恍惚、情绪抑郁、心烦失眠；肝肾同病则容易出现耳聋耳鸣、腰膝酸软等精血两亏症状；肝火犯肺则易出现咳嗽、胸痛、咯血等症状。

第三章
肝病的常见证型

面唇色淡、月经量少，记得补肝血（肝血不足证）

42 岁的颜女士，自诉在 6 年前生第 2 个孩子发生大出血成功抢救后，一直月经量较少，最近月经量和之前几年相比再次减少，亲人朋友们见了也说她面色和唇色发白，纷纷关心其身体状况。颜女士原本并没有重视，认为这并不是什么疾病，但听了亲朋好友们的一番话后，觉得有必要去医院看看。医生了解到，自 6 年前产后大出血，除了月经量少，颜女士的睡眠质量也较以往有所下降，晚上经常做梦，睡后容易醒来。因此，医生认为颜女士是生产时

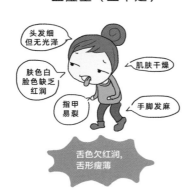

血虚型（血不足）

头发细但无光泽

肌肤干燥

肤色白脸色缺乏红润

指甲易裂

手脚发麻

舌色欠红润，舌形瘦薄

大量失血造成肝血不足，没有及时调养，以致于身体一直都存在血虚表现，建议她通过中药调养一段时间身体，以改善症状。颜女士也觉得自己身体没有以往健康强壮，有必要进行调养，因此听从了医生的建议。听到这里，大家是不是疑惑肝血不足证到底是什么？为什么颜女士会因为肝血不足产生这样的症状呢？接下来，就带大家了解肝血不足证。

　　首先，大家得先知道肝血不足证是什么？肝血不足是指以血液亏损，肝失濡养为主要表现的一种中医证候。大家想要搞明白肝血不足，可以将肝想象为一个容器，里面储藏着身体里的部分血液，这部分血液是身体里血液的重要组成部分，如果变少了，那么身体就不够用了。

　　其次，肝脏里的血液什么时候会变少呢？一个物质的变少，不外乎两种可能，产生变少或者消耗变多，当产生—消耗的平衡被打破，肝脏血液就会发生异常状况。比如说上面的颜女士，她在生第2胎时发生了产后大出血，虽然抢救成功，但仍给身体留下了血液亏损的问题，损失的这部分血液一直未调养补充，这才产生各种肝血不足的症状。肝血不足也可能由长期的损耗导致，比如长期的熬夜、劳累过度、患有慢性血液病等。此外，肝血不足可能是因为肝血产生不足，肝血来源于饮食水谷的化生，人体摄入饮食水谷，在脾胃中腐熟、运化，转变为水谷精微，对于水谷精微大家可以将其简单理解为一种可以转换为血液的精华物质。当脾胃虚弱，饮食摄入不足，或脾胃将饮食水谷转化为水谷精微的功能下降，就会导致可以化生血液的水谷精微减少，产生肝血不足的症状。

最后，大家想必十分好奇：肝血不足可以对身体产生哪些影响？肝血有着濡养机体组织的重要作用，人口干口渴需要喝水缓解，皮肤干涩也会使用精华水保养，而肝血对身体的作用同理，肝血不足可表现出各种失去濡养的症状：眩晕耳鸣，目糊干涩，视力下降、夜盲，面色淡白无华或萎黄，手足麻木震颤，筋脉拘急，肌肉抽动，爪甲不荣，月经量少，色淡或经闭，唇舌淡，苔薄，脉细等。接下来，简单为大家解释这些症状的发生机制：肝血不足不能濡养清窍，因此会发生眩晕耳鸣；肝开窍于目，肝血亏虚不能上注于目，目不得濡养，则目糊干涩、视力下降、夜盲；肝血不足不能上荣于头面，则面色淡白无华或萎黄，唇舌淡；肝在体为筋，其华在爪，肝血虚不能滋养筋脉爪甲，则手足麻木震颤，筋脉拘急，肌肉抽动，爪甲不荣，脉细；肝血虚冲任失调则月经量少，色淡或经闭。若肝血虚得不到及时纠正则血虚症状加剧，肝血的濡养功能进一步减弱，可变为血虚生风证。讲完这些之后，上文中的颜女士产生月经量少、面唇色淡的原因想必大家也知晓了。

因此，肝血不足证是生血与耗血的平衡被打破所致，大家须及时诊治调养，避免各种症状的产生。

更年期莫名烦躁、头晕眼花，千万别忘了养肝（肝阴虚证）

张阿姨一向身体康健，自从过了50岁，自觉浑身不适，最近总是莫名烦躁，看啥啥不顺眼，不自觉地会出现手心、脚心发热，晚上睡觉偶尔会出虚汗，一量体温是正常的，睡眠质量差，容易醒，还时常头晕，眼睛看东西也不如

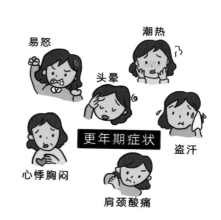

以前，有了老花眼，偶尔会感觉肝区不适，最近月经量也是越来越少，周期也不规律了。张阿姨来医院就诊后，做了全身体检，身体没什么器质性问题，诊断为更年期综合征，医生查看舌脉，舌红少苔，脉弦细数，说她这是年纪大了，肝阴虚了，通过中药对证调理后，症状明显好转。

像张阿姨这种一到更年期出现上述情况的不在少数，中医认为"女子以肝为先天"，肝脏是经血生成之源，肝脏对女子经期定期来潮起着重要作用，接下来让我们讲讲更年期与肝的那些事儿。

1. 中医更年期与肝的关系

"女子以肝为先天"，肝主藏血，肝为藏血之脏，司血海，肝相当于一个"血库"，具有贮藏血液和调节血流、血量的作用。女性的经、带、胎、产与"血"均密不可分，肝与冲脉并称为"血海"，女子月经来潮与冲脉充盛、肝血充足及肝气畅达密切相关，肝血充足、肝气畅达则肝血流注冲脉，冲脉血海充盛则月经按时来潮。更年期现代解释是女性从性腺开始衰退至完全丧失的一个转变阶段，通常发生在 45 ~ 55 岁。《黄帝内经》云："七七，任脉虚，太冲脉衰，天癸竭。"更年期年龄正值"七七"阶段，肝肾开始亏虚，冲任二脉开始衰竭，形体衰老。更年期易出现肝阴虚，一是因为更年期女子因年长而出现肾阴不足，肾属水，肝属木，肾水不足以滋养肝木，继而出现肝阴不足；另一方面，女子多肝郁，尤其是更年期，肝气郁久化热伤阴而致肝阴虚。

阴虚就容易生内热，所以易出现燥热，夜间出虚汗；肝阴不足，头目失去肝血濡养，而出现头晕眼花，视物不清；阴虚内热，肝络失养，虚火内灼，而出现肝区不适；肝阴亏虚，阴津亏虚，易出现口干咽燥等症状。肝阴虚会因一系列临床症状而加重肝郁，肝郁进一步加重肝阴虚，而形成恶性循环，因此当更年期出现相应肝阴虚症状，应及时调理。

2. 西医对更年期的认识

更年期是指女性绝经及其前后的一段时间，是从生殖期过渡到老年期的一个特殊生理阶段。更年期最根本的变化是卵巢内卵泡数量减少，在更年期早期即出现孕激素下降，雌激素水平先升高，随着卵巢功能逐渐衰竭，雌激素逐渐下降。月经异常是更年期最常见的症状，更年期因孕激素分泌减少，绝经初期单一的雌激素刺激容易导致子宫内膜病变，甚至发生子宫内膜癌，因此对更年期月经周期不规律者要注意复查妇科彩超关注子宫内膜情况；另雌激素降低或波动会出现潮热、多汗的血管舒缩症状；更年期会出现自主神经功能失调、精神神经症状，比如失眠、头晕、心悸、焦虑不安、自我控制情绪能力下降等；另外心血管疾病风险在更年期明显增加；另外还容易出现骨质疏松、骨关节病，这是因为雌激素对软骨有保护作用，绝经后雌激素显著下降而出现一系列症状。由于雌激素水平的下降而出现盆底功能障碍性疾病及泌尿生殖综合征，比如压力性尿失禁、萎缩性阴道炎等。

3. 更年期养生小妙招

（1）均衡饮食，膳食合理搭配

饮食定时定量，限制饱和脂肪酸摄入（＜总热量的7%）、避免反式脂肪酸的摄入，比如油炸食品，少食动物脂肪、内脏，限盐（<6克/天），控糖（≤50克/天），少油（25～30克/天），足量饮水（1500～1700毫升/天）；饮食多样化，粗细搭配，增加多种水果、蔬菜摄入，每周至少吃2次鱼。

（2）补充足够的钙和足量的维生素D

50岁以上和绝经后女性钙的摄入量约为1000毫克/天，可耐受最高摄入量为2000毫克/天。人体中维生素D的来源主要为晒太阳或从食物中摄取，推荐更年期妇女摄入维生素D约10微克/天。

（3）适当控制体重

建议更年期女性控制体重指数（BMI）在18.5～23.9千克/米^2，腰围应<80厘米，BMI过高可增加心脑血管疾病风险，BMI过低可增加骨质疏松风险。注：BMI=体重（千克）除以身高（米）的平方。

（4）坚持有氧运动

每周坚持150分钟中等强度有氧运动，比如散步、游泳、跳舞、慢跑、骑车等。

（5）合理避孕

更年期虽卵巢功能下降，但仍会有因排卵发生意外怀孕的情况出现，建议更年期妇女首选屏障避孕方法和孕激素宫内缓释系统避孕，若选择口服避孕药，建议在专业医生指导下服用。如临床确诊绝经者，可停止避孕。

（6）养肝阴，防止耗伤阴血

　　规律作息，避免熬夜，每天保证充足的睡眠；保持心情舒畅，投身于自己的兴趣爱好中，学会倾诉烦恼，保持心情平和，气大伤肝，否则容易出现肝气郁结。平时可饮用枸杞麦冬茶，黑芝麻、甲鱼等一定程度上能滋养肝阴。

心情抑郁、低落，可能是肝脏出问题了（肝郁气滞证）

　　35 岁的段先生，近半年来情绪低落，对任何事物都不感兴趣，整天闷闷不乐，长吁短叹，甚至出现了自杀的念头。段先生说道："我现在总是感到身体疲乏，不想活动，对工作也没有信心，都快变成一个废人了，家里人也因为我 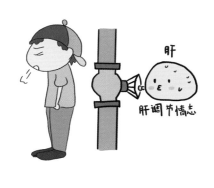 负担加重，可检查后又没发现有什么问题，现在不知道该怎么办了。"看到段先生担心、失落的样子，医生安慰他说："按中医的说法，你就是肝出现了一些问题，可以调理好的，不用担心。"听到这里，段先生才慢慢放下心来。

生活中像段先生这样的例子并不少见，很多人都会出现长时间的心情失落，做什么都提不起劲，但是各项检查又没有异常，一度认为只是自己的情绪管控不好，并不是真的生了病，但其实不然，中医认为，肝具有调畅情志的作用，当我们心情长期不好，很可能就是我们的肝脏出了问题，那么抑郁、失落究竟是肝出现了什么问题呢？下面为您分析。

1. 中医对抑郁的认识

中医认为，心情长期的抑郁、低落预示着肝脏出现了"肝郁气滞"的问题，肝脏和情志有着密切的联系，当肝气郁滞，气血不能正常上升下降的时候，就会积累在体内，无法排出，随之导致气血运行不畅，心情也会随之低落、消极，但肝郁气滞可不仅仅只是影响情绪，还会有很多其他方面的表现，那我们该如何判断呢？

其实肝郁气滞的表现非常多，下面就列举一些供大家参考：①情绪方面的如抑郁、失落、唉声叹气且十分敏感；②喉咙有堵塞感，吐不出来又咽不下去，好像卡了个杨梅核，中医俗称"梅核气"；③女性出现月经不调，痛经或者闭经的情况；④感觉胸闷，右肋胀痛，失眠、咽喉干、眩晕等诸如这样的症状。

我们需要注意的是，肝郁气滞导致情绪失落时，可能还处于疾病的初级阶段，如果放任不管的话，进一步发展会导致化火的表现，如面红耳赤、急躁易怒甚至吐血，同时还可能出现胁肋部肿块、颈部肿块等表现，所以当出现上述症状时，一定要及时去医院就诊，防止病情发展。

2. 西医对抑郁的认识

西医学认为，肝脏是人体一个非常重要的代谢器官，从饮食中获取的淀粉及糖类经过消化后变成葡萄糖，经过肠道吸收，肝脏此时会将它合成肝糖原储存起来，当我们的身体需要时，肝细胞就会把肝糖原分解为葡萄糖为身体提供能量，同时肝还有调节维生素代谢、激素水平的作用，可以说肝脏就像一座热能供给工厂，为全身提供和调节供能物质，因此当肝脏受损时，提供给我们的能量就会减少，病人就会相应地出现心情抑郁、低落的不良情绪。

3. 如何改善心情抑郁

综上我们知道心情抑郁很可能是肝脏出现了问题，那么想要改善就必须从治肝着手，以下推荐大家几个办法：①可以在做菜的时候加入一些调肝理气的中药材，如陈皮、山楂、党参、黄芪等；②按摩或艾灸身体上的一些穴位，如太冲穴、期门穴、膻中穴等；在中医辨证下应用一些中成药进行调理，常用的有舒肝丸、逍遥丸、柴胡疏肝散等，最后，如果日常的调理并不能让症状得到改善，一定要及时就医，避免病情进一步发展。

莫名烦躁、发脾气，你的肝火太旺了（肝火炽盛证）

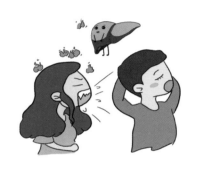

季婶今年 47 岁，性情急躁，平时总是莫名烦躁、发脾气。半个月前因为家事跟家里人大吵了一架后，就开始觉得头晕胀痛，烦躁失眠，吵完第二天起来感觉口干口苦，胁肋部也胀痛不已。刚开始季婶和家里人都没在意，过了一段时间，发现她情况没有好转，疼痛反而变得更厉害了，家里人就将季婶送到当地中医院就诊。医生了解情况后，说："这是肝火太旺了，需要清肝火。"经过一系列清肝泻火治疗后，季婶的病情大为好转。

像故事中季婶这样常常控制不住自己的情绪而大动肝火，其实就是典型肝火旺的表现，肝火旺又称肝火炽盛，属于中医的一个证型。接下来让我们一起来了解一下肝火炽盛证的具体内容！

1. 哪些人容易出现肝火旺？

肝火旺的表现，临床常见于高血压病、心脑血管疾病、甲状腺功能亢进、乙型病毒性肝炎、酒精性肝炎的病人。此外，老年人也是肝火旺的高发人群，而一些性情急躁、不容易控制自己情绪的人肝火旺的发病率也较高。

2. 什么是肝火旺？

肝火旺即肝火炽盛证，指因情志不遂，或暴怒失控，或情绪抑郁，或体内邪热内盛，导致肝经火盛，气火上逆，而表现为火热炽盛于上为特征的证候。又称肝火上炎证，简称肝火证，亦有称肝胆火盛证、肝经实火证者。肝主升主动，火性炎上，因此肝火通常表现出上冲上逆的趋势，而肝火的上冲趋势又是沿着肝经循行，故本证以肝经循行部位表现的实火炽盛症状为辨证要点，以下是其主要临床表现：

（1）头痛眩晕：肝火炽盛，循着肝经上冲至头部，气血壅盛脉络，导致头晕胀痛，甚者头面部青筋凸起，"痛如刀劈"——脑袋就像被刀劈了一样的疼痛。

（2）胁肋灼痛：胁肋部是肝经循行的重要部位，如果肝火炽盛，郁于肝络，肝经的气血运行不利，就会出现胁肋部疼痛，这种疼痛以烧灼样疼痛为主。

（3）面红目赤口干：肝火循肝经上冲，表现为身体上部有热的临床特点，如火气熏蒸头面双目，导致面部皮肤潮红，双眼酸涩发红。肝火旺盛，灼伤津液，故口干舌燥。

(4) 耳鸣耳聋：足少阳胆经入耳，而肝经与胆经相表里，肝热移胆，循经上冲至双耳，阻塞清窍，就会导致耳鸣耳聋。需要注意的是，肝火旺导致的耳鸣耳聋特点是突然发作，耳鸣如潮。即耳鸣时就像听到潮声或风雷声一样，是一阵一阵的。它多与情绪相关，在情绪激动尤其是暴怒的情况下，耳鸣、耳聋突发性加重，常伴耳胀耳痛。

(5) 失眠多梦：肝藏魂，肝火旺则魂不守舍，从而影响睡眠，严重者失眠、多梦，甚至噩梦不断。若肝热扰心，还会出现心烦、口舌生疮等情况。

(6) 月经不调：中医认为肝藏血，女子以肝为先天，肝火炽盛则灼伤冲任，引起妇女经期经量的异常，如经期提前，经量增多、崩漏等。

除了上述临床表现，肝火炽盛证的症状还有急躁易怒，或吐血、衄血，大便秘结，小便短黄，舌质红，苔黄，脉弦数。

中医治疗肝火炽盛证，治以清肝泻火，常用龙胆泻肝汤或丹栀逍遥丸等。不过，如果症状不严重，注意保持好心情，避免暴怒伤肝。日常生活中注意休息，避免过度劳累，因为身体疲劳，人们的情绪就容易不稳定，从而出现易怒的情况。如果症状比较严重，还需要及时就医，避免病情更加严重。以上就是肝火炽盛证的主要内容。

头目胀痛、面红目赤，这是"肝阳"太出格（肝阳上亢证）

　　谢婆婆今年68岁，她患高血压病已经有二十多年了，因为一直在服用降压药物，血压也维持得很好。但今年过年时，谢婆婆生了一场大气，从那以后，她的血压就变得不正常，时升时降，波动得很厉害。与此同时，谢婆婆脑袋也总觉得一跳一跳的疼得厉害，

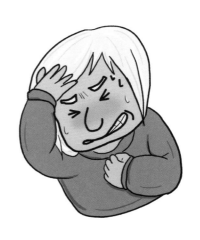

晚上睡得也不踏实，时间一长，家里人不放心，带着她去了医院。医生在仔细询问谢婆婆的病情后说："这是高血压造成的，你需要降血压。"谢婆婆的家人就觉得很奇怪，这高血压病也有很多年了，降压药也一直在吃，病情一直很稳定，为什么现在吃药就不管用了呢？

　　其实，谢婆婆的这种情况属于高血压的一种，即肝阳上亢型高血压，它是由于肝阳上亢导致的，受情绪影响波动较大，占所有高血压中医辨证证型的80%以上。肝阳上亢型高血压在临床上除了血压升高，通常伴眩晕耳鸣，头痛呈胀痛或跳痛感，劳累

或情绪激动后加重，颜面潮红，甚至看起来像喝醉酒一样，目赤口苦，少寐多梦，心烦易怒，舌红苔薄黄，脉弦等症状，其治疗以平肝潜阳为主。

从现代医学的角度来理解，肝阳上亢会引起高血压、偏头痛、神经性耳聋、突发性耳聋、焦虑症、抑郁症等疾病，而上述的肝阳上亢型高血压就是肝阳上亢证对应于西医范畴的一种疾病。接下来，让我们一起来了解肝阳上亢证的内容！

1. 什么是肝阳上亢证？

肝阳上亢也叫作肝阳上逆，肝阳偏旺，它通常指由于肝肾阴亏、肝阳亢扰于上所表现的上实下虚证候。我们都知道，任何一种疾病，其发生都有其原因，肝阳上亢证也不例外。中医五行学说认为，肝属木，肾属水，水能生木，所以肾阴能涵养肝阴，使肝阳不上亢，而肝阴又可资助肾阴再生。若情志不遂，气郁化火，或房事劳累以及年老等耗伤肝肾之阴，而肝肾阴亏，阴不制阳，水不涵木，肝阳亢逆无所制，气火上扰，就会出现肝阳上亢的症状。

2. 肝阳上亢证的具体症状有哪些？

（1）肝肾之阴不足，肝阳亢逆无制，气火上扰头面，就会导致头晕目眩、头部胀痛或跳痛、面色潮红、自觉头重脚轻、耳鸣耳聋等；

　　（2）肝气郁结失于疏泄，故急躁易怒；

　　（3）肝肾阴血亏虚，心失所养，神不得安，则见失眠多梦、心悸健忘等；

　　（4）肝肾阴虚，筋脉失养，则见腰部酸软疼痛，双侧膝盖酸软无力；

　　（5）阴虚生内热，则有五心烦热，面色潮红，舌红少津，脉弦或弦细数。

　　以上是肝阳上亢证的主要临床表现，看到这里，很多人会觉得，肝阳上亢证与肝火炽盛证在很多地方都有相似之处，比如都受情绪影响，都有头面部的不适症状等，那我们应当如何来区分两种证型呢？

3. 肝阳上亢与肝火炽盛证的区别？

　　肝火炽盛证属实热证，临床多表现为肝火旺于上焦，具体表现是眼睛、头面部的诸多不适症状，如头痛、口苦、目眩、烦躁易怒、口干等，治疗方法为清肝泻火，重在清实热；而肝阳上亢属肝肾阴亏，阳气偏亢引起的上实下虚证候，属虚热证，除了上述肝火旺于上焦的情况，还见腰膝酸软、乏力、心烦、失眠等阴虚症状，其治疗方法为平肝潜阳、滋阴清热，重在滋阴降虚热。

　　综上，了解肝阳上亢证的主要内容，注意情绪与本证之间的联系，保证充足的睡眠，如果病情严重，一定要到专业医生处进行治疗！

肢体震颤、抽搐，这是肝脏发出的警告（肝风内动证）

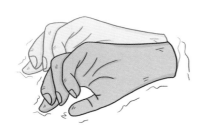

李大爷是个老酒鬼，平时一闲下来，就喜欢喝点小酒，他今年50岁，平时一年到头连感冒都没有，李大爷自觉身强体健，家里人劝他戒酒也从不搭理。可最近这段时间他总感觉时不时有点头晕目眩，手也有点颤巍巍的抖动。这天早上，李大爷起来时脑袋有点晕眩，从沙发上起身的时候不小心摔倒了，短时间左半身都动弹不得，说话也有点不清楚，家人连忙把他送到医院。医生紧急查看李大爷的情况，结合急查头颅CT检查结果，诊断为脑梗死。考虑李大爷的年纪，立即进行了急诊手术。手术成功后，李大爷心有余悸，问："我平时身体挺硬朗的，怎么突然就得了这个病？"医生说："上了年纪的老年人，身体的各项功能逐渐衰退了，再加上李大爷您长期喝酒，对肝的伤害特别大，这病不就找上门了嘛。"

　　这个故事告诉我们，李大爷的病是长期饮酒伤肝从而引发了脑梗死。其实，从中医的角度来看，李大爷的病情也与肝脏有关。《素问·至真要大论》云："诸风掉眩，皆属于肝。"这句话的意思就是像眩晕抽搐等各类风病，一般都是因为肝脏病变引起的。事实上，李大爷的情况就是一个典型的肝风内动的例子。当然，中医所说的肝风对应到西医范围非常广泛，除了脑梗死，还包括帕金森病、甲状腺功能亢进、高血压、特发性震颤等疾病，这里就不详细赘述了。

　　肝在五行属木，类似于树木，所谓肝风内动，就像自然界中的风吹动了树木，微微摇摆，指病人出现眩晕欲仆、抽搐、震颤为具有"动摇"特点的一类证候，轻症者身体或四肢颤抖、蠕动，重症者可表现为肢体震颤、抽搐、痉挛、高热惊厥，口眼㖞斜、目睛上吊、角弓反张、手拳握固等。《临证指南医案·肝风》华岫云按："倘精液有亏，肝阴不足，血燥生热，热则风阳上升，窍络阻塞，头目不清，眩晕跌仆，甚则瘛疭痉厥矣。"肝风内动证就是人体肝肾阴液精血亏虚，血不养筋，肝阴不能制约肝阳，而肝阳亢奋无制所致的病证。

　　我们都知道，肝为风木之脏，其内有相火内寄。肝脏内寄相火，也就是说，正常情况下，肝脏是有一定的火的，这个火可以帮助人体维持正常的生理功能，调畅气血情志，但是，若脏腑气血阴阳失调，就如同风煽过火苗，相火就会旺盛甚至变成亢而无制，因此这种肝火肝阳过亢的状态就是我们通常所说的肝风内动证。

根据成因及其表现不同，肝风内动证又可分四型。实证有肝阳化风证，热极生风证，其中肝阳生发，日久亢而化风，就是肝阳化风证；而相火过旺，热极而生风就是热极生风证。而中医理解中的水即阴精、阴液，可以让机体保持正常适度状态，如果阴液亏虚或血液亏虚，就会致使肝火旺盛，所以肝风内动还有阴虚动风、血虚生风这两个虚证证候。下面是这四种证候的具体分型：

肝阳化风证——多因肝肾之阴亏虚，阴不潜阳，肝阳在体内无节制地冲撞经络所致。临床表现：辨证要点是病人平素就具有肝阳上亢的现象结合突然出现肝风内动的症状，轻者头晕头痛、舌头歪斜、头不自主地晃动、言语不清，重者猝然晕倒抽搐、四肢麻木、半身不遂、口眼㖞斜等，治以镇肝息风。

热极生风证——多为热邪亢盛，扰动肝筋，引动肝风所致，以肝风兼高热为辨证要点。主症：抽搐、痉厥、颈项强直、角弓反张、目睛上吊、高热、神昏、躁扰，治以凉肝息风。常见于温病学中风温、春温、暑温、湿温、伏暑、瘟毒等病的发病过程中。

阴虚动风证——多为肝阴亏虚，筋脉失养所致，以风动和虚热为辨证要点。主症：头晕目眩、手足震颤、蠕动、肢体抽搐、五心烦热、口干口渴、舌红少津、潮热盗汗，治以滋阴息风。

　　血虚生风证——多因素体久病血虚，肝木不得濡养，筋脉失养所致，以肝风和血虚为辨证要点。主症：手足震颤，肌肉跳动，关节拘急不利，肢体麻木，眩晕耳鸣，面色淡白，爪甲不荣，治以养血息风。

小腹冷痛，这是肝经受了寒（寒凝肝脉证）

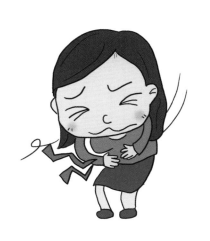

　　26 岁的张某，经常感觉小腹凉飕飕的疼，受风受凉，吃冷饮后明显，月经来时更加严重，经常觉得手脚冰凉，嘴唇没有血色，多喝热水或者热敷小腹又觉得减轻了一些，听说女生大多有这些毛病，以为是气血不足的原因，没有重视。直到有一次，月经期间痛得受不了，才去看医生，医生告知她这是肝经受了寒，是寒凝肝脉证。原来，张某喜食冷饮，特别是冰淇淋、雪糕之类，平时穿衣、睡觉更是不注意保暖，日子久了，便得了这个毛病。

　　那么什么是寒凝肝脉证呢？

中医认为，寒凝肝脉证，指寒邪侵袭，凝滞肝经，以少腹、前阴、巅顶冷痛及实寒症状为主要表现的证候。

1. 中医认识

《灵枢·经脉》云："肝足厥阴之脉……环阴器，抵小腹……与督脉会于巅。"可知足厥阴肝经环绕阴器，循行少腹，上达巅顶。故睾丸、阴器、小腹、头顶的病变可以从足厥阴肝经论治。感受寒邪后，寒凝肝脉，气血不畅，经脉拘急，不通则痛，易出现小腹冷痛，阴囊收缩，睾丸抽痛，或者头顶冷痛，遇寒更严重，得温则痛减，怕冷，四肢冰凉，舌苔白，脉沉弦或沉紧的表现。

因寒性凝滞、收引，使肝经气血不畅，经脉拘急，因而出现小腹、前阴挛缩冷痛及头顶冷痛的表现。遇寒则寒更盛，加重了寒证，所以遇寒更痛，得温则痛减；阴寒内盛，阳气难以通达四肢，所以怕冷，手脚冰凉；舌苔白，脉沉弦或沉紧是寒盛的表现。

2. 西医认识

西医常见的原发性痛经、疝气、与结构性疾患无关的杂类头痛、不能分类的头痛、排除感染或外伤等的腹痛、结肠炎、急性睾丸炎等疾病与寒凝肝脉证的症状相类似，可以通过中医治疗，有较好的效果。

3. 肝经受寒该怎么办

肝经受寒，那我们该怎么办？受寒当驱寒，气血不通则活气血。

（1）治疗：中医有名的"暖肝煎""天台乌药散"便是主治肝经受寒，寒凝肝脉所致睾丸冷痛，小腹冷痛，疝气痛的方剂，在此基础上还可据情况加减一些活气血、驱寒温经、补肝肾的药物，达到治疗效果。临床表明，肚子痛、痛经、头痛等可辨证为寒凝肝脉的疾病，中医辨证论治，临证加减也有极好的疗效。但如果不是此证，随意服药反而效果不佳，可能引起不良后果，因此应及时就医，在医生指导下服药。

还可以通过艾灸、针刺、耳穴压豆等中医特色治疗来辅助治疗，如针刺、艾灸归来、太冲、关元等穴位，腹痛可加天枢、足三里等穴位，痛经可加地机、次髎等穴位，疝气可加气冲、三阴交等穴位，头痛可加百会、太阳等穴位。

（2）饮食起居调护：肝经受寒，多因为感受寒凉，因此注意生活起居，饮食极为重要。

饮食上，要少食寒凉，特别是夏季要注意少吃雪糕、凉食，日常饮水也要少喝凉水、冷饮，多喝热水。可以适当进食温补的食物，肉类如牛肉、羊肉、鱼类、鸡肉等，水果如乌梅、葡萄、龙眼、荔枝等；蔬菜如生姜、大蒜、大葱、韭菜等。

生活起居上，要注意防寒保暖，切记不要"要风度，不要温度"，气候变凉时及时添衣服。"寒从脚起"，特别要注意手脚、肚子的保暖，即使天气炎热，也不要过于贪凉，女生特别要注意少接触冷水。

日常生活中，还可以积极锻炼，如慢跑、太极等，增加抵抗力，使不受寒邪侵犯。

第四章
肝脏与其他脏腑的 关系

心神不安、失眠多梦，记得呵护你的"小心肝"（心肝血虚证）

46 岁的王女士，近一年来晚上不易入睡，入睡后又多梦易醒，醒了后就睡不着了，虽然也曾经吃西药治疗，但效果并不显著，症状经常反复。最近，王女士因为睡眠状况再次恶化到中医科就诊。"我整夜整夜地睡不着，就算睡着了也很浅，一下就被惊醒了，甚至分不清梦和现实了，早上起来头重体乏的，什么工作都做不好，医生，这到底是怎么回事？"王女士苦恼地说。医生看着王女士略显苍白的脸和嘴唇，缓缓开口："你别担心，这是心肝血虚的症状，并不是特别大的问题，稍后我给您开几服药，吃了就会好转。"王女士这才放下心来。

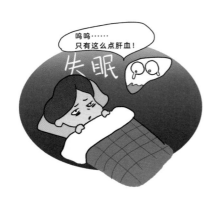

现代社会各方面压力与日俱增，失眠多梦、心慌心悸的发生也是屡见不鲜，并逐步趋向年轻化，很多人都会认为这只是一段时间压力太大，不以为意，但往往病情反反复复，无法痊愈，甚至有恶化的趋势，此时我们就要留意是不是自己的肝脏出现了问题，而像王女士这样的情况正是出现了中医认为的"心肝血虚证"，此时您就要注意护肝了。

1. 中医的认识

为什么会出现心悸失眠呢？中医认为，肝藏血，心主血脉，共同调摄血液的运行，气血的平衡、充沛是保证充足睡眠的基础，同时血有濡养各脏腑组织的作用，能非常明显地反映在面色、皮肤、感觉等方面；血也是机体精神活动的主要物质，血气的充盈，才能精神充沛、神志清晰，拥有良好的精神活动，因此当心肝血虚时，由于血液亏少，不能濡养心肝，便会出现心神不安，失眠多梦的表现，但仅凭这两个症状或许无法确定是心肝血虚证，其实此证还有诸多其他的症状表现，接下来我们一起来了解一下。

心肝血虚证，顾名思义，就会有心和肝的虚证表现结合血虚症状，要确定此证，重点在于心和肝的定点表现，心主神志，心血亏虚，就会体现在神志方面，如心慌、失眠、健忘等；而我们提过肝主筋，其华在甲，开窍于目，因此肝血虚主要表现便有视物模糊、肢体麻木、指甲发白等症状，再结合血虚的普遍表现，如嘴唇面色发白，浑身无力，我们就能坐实"心肝血虚证"了。

这里还要提醒大家，当肝脏出现问题，会导致失眠多梦的产生，但同样的在生活中我们经常听到"熬夜伤肝"的说法，经常性的失眠会加剧肝脏、心脏损伤，导致恶性循环，这就是症状经常反反复复无法痊愈的原因。

2. 西医的认识

从西医的角度来讲，心脏和肝脏出现问题同样会导致心神不安、失眠的情况，如常见的心脏疾病会导致心律失常或心动过速，明显的心率加快，病人就会出现焦虑、心慌、没有办法入睡；而肝脏作为人体最大的解毒器官，当肝功能受损时，肝脏不能及时将体内的代谢产物解毒，毒素积聚在体内，也会出现失眠、乏力的不适症状，同时长期的失眠会使人过早衰老，诱发阿尔茨海默病、糖尿病、高血压等疾病。

3. 如何缓解心肝血虚

调理心肝血虚，原则就在于要补血养肝、宁心安神，主要有以下几种方法：①注重生活养生，保持心境平和，多吃补血的食物，如红枣、木耳、红豆、动物肝脏等；②按摩人体的一些穴位，如足三里、血海、关元等；③注意体育锻炼和户外活动，每天适当的锻炼可有效防治疾病出现；④病情严重时，及时就医，在医生指导下服用酸枣仁汤等方剂进行调理。

爱生气、总咳嗽，别忘了降肝火（肝火犯肺证）

金女士今年 47 岁，长期咳嗽，每次情绪一激动，咳嗽就会加重，痰也很难咳出来，她在当地医院多次就诊过，医生诊断

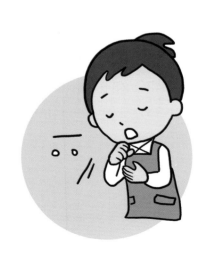

为支气管扩张症，反复接受过多次西医抗生素治疗，效果不佳，时间一长，金女士因为病情反复，脾气也变得更加急躁了。后来，金女士寻求中医治疗，医生辨证为肝火犯肺证，给她开了药方。经过数日的调理，金女士的病情好了大半，后来坚持服药至痊愈后，咳嗽

再也没有复发过了。说到这里，大家可能会有点疑惑，一般咳嗽都与外感风寒有关，肝火犯肺证又是怎么回事？它引起咳嗽的原因又是什么呢？

中医认为，肝气以升发为宜，肺气以肃降为顺，肝升肺降则气机调畅，气血上下贯通，所以肝与肺之间的关系，主要表现在人体气机的升降调节，当肝火过旺，肝气过盛而升发太过，则会引起气火上逆，导致肺的主气司呼吸、宣发肃降的功能异常，出现咳逆上气，甚则咳血等表现，这就是我们所说的"肝火犯肺证"，又称"木火刑金"之证。它属于肝肺同病，肝病在先，而后上犯及肺，其治疗原则是清肝泻肺。它对应于现代医学的范畴包括支气管炎、肺炎、支气管扩张、肺结核等病。

那么，肝火犯肺证的病因和临床表现有哪些呢？

1. 病因

情绪愤怒、精神抑郁，导致肝气运行不畅，停滞郁堵，久而生热，生出肝火，循经上袭肺部。过食辛辣刺激、肥甘厚腻之品，引起胃热，肝胃同在中焦，胃热引动肝火，肝火循经上行侵袭肺部。

2. 临床表现

（1）气火循经犯肺，肺受火灼，肺失清肃，气机上逆，则为咳嗽，具体表现为阵发性咳嗽，咳时面红耳赤，咳嗽随情绪的波动而增减，着急生气上火时咳嗽加重，情绪平稳时咳嗽减轻，常常感觉痰堵在咽喉处，或如梅核，或如败絮，难以咳出，痰量少稠黏，严重时可出现咳血。

（2）肝火上炎，气火上扰头面，则见头胀头晕、面色红赤、眼睛红肿、口苦口干等。

（3）肝气郁结，失其柔顺，故急躁易怒，容易叹气。

（4）肝经气火内郁，热壅气滞，则见胸肋部灼热疼痛。

（5）舌红、苔薄黄、脉弦数。女性病人还可见乳房胀痛、月经不调等症状。

显然，我们可以看出，本证中一个典型的症状表现就是肝火犯肺证引起的咳嗽，正如前文所提到的，生活中我们提起咳嗽就是受了风寒，治疗也习惯了从肺论治咳嗽，然而肝火犯肺证引起的咳嗽却不一样。肝火犯肺引起咳嗽的病人多是肝郁体质，他们平时就存在因工作压力大、精神紧张、焦虑抑郁等肝气不舒的情况，因此治疗肝火犯肺引起的咳嗽不能单纯地从肺论治，还需要疏肝，病人本身对恶寒恶风的反应并不明显；而外感风邪引起的咳嗽则一般起病急、病程短，还有明显的受风病史，这时候从肺论治来治疗咳嗽就是一个正确的选择了！从这里我们也可以得出一个结论，中医治病，像这里提到的咳嗽，一定要抓住疾病的本质，找出症状背后的问题，才能从根本上治愈疾病。

综上为肝火犯肺证的主要内容。日常生活中，我们在预防肝火犯肺证时，主要是通过合理饮食、调节情绪来进行，保持心情舒畅，精神愉快，清淡饮食。若病情严重，则应及时就诊。

情绪低落，烧心反酸，这是肝和胃在打架（肝胃不和证）

王阿姨最近总觉得有酸水呕上来，嗓子不舒服，喜欢打嗝，还感觉胸口有团火在烧一样，尤其是不顺心、情绪暴躁的时候上述症状更加明显。

从中医来讲，这是她的肝和胃在"打架"，出现了肝胃不和证，接下来，让我们了解一下烧心反酸的那些事儿。

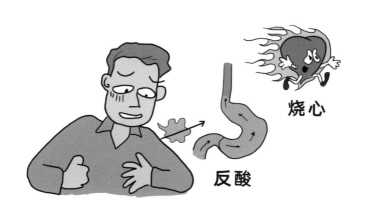

1. 烧心反酸，中医这么看

中医认为肝主疏泄，简单来说，就是肝主全身气机的通畅，一身脏腑能不能顺利进行工作，全身气机通畅、正常与否，都取决于肝。"胃宜降则和"，就是说正常情况下胃气下降使食物下传消化。肝疏泄功能正常，胃气自然下降，二者功能协调，消化得以正常进行。肝脏喜欢舒畅的情绪，若长时间情绪抑郁，肝气得不到疏泄，出现肝气郁结，从而影响胃气下降，就容易出现肝胃不和，胃气当降不降，反而逆行而上，形成反酸、烧心等症状。

那肝胃不和证当从何而治？中医讲究治病求本，肝胃不和是因肝气郁结，横逆犯胃，胃失和降而导致，治疗当以疏肝和胃，就是解肝郁，肝郁得解，胃气自降，而诸症自除。

2. 烧心反酸，西医这么看

平时生活中偶尔反酸、烧心可见于进食过多所致，但如果长期出现反酸、烧心，需注意这可能是胃食管反流发出的信号。

胃酸属于强酸，是消化食物的主要物质，一般情况下胃酸不会反流入食管，在胃和食管交接的地方有一个"阀门"叫作贲门，它能阻止通过食管进入胃的食物倒流。一般情况下胃酸不会反流入食管损伤食管黏膜。以下情况会导致胃酸反流入食管：①贲门松弛。随着年龄的增长，贲门处的肌肉收缩力减弱，这也是老

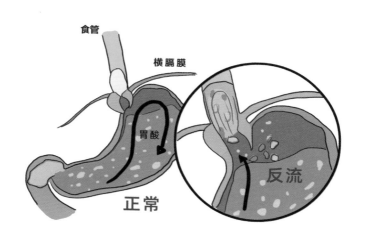

年人胃食管反流的主要原因，另外吸烟容易导致贲门水肿失去自主性，而导致反流。②吃得太多，运动太少。吃得过饱，胃内压力过大，容易导致贲门被撑开，导致胃酸反流；吃完饭就平躺睡觉，也容易导致反流。③胃蠕动缓慢，胃动力减弱，导致胃排空时间延长，很容易导致胃酸反流。

3. 缓解烧心反酸小妙招

（1）平时养成吃饭七分饱，睡前三小时不进食的好习惯；少喝咖啡、浓茶，少吃酸辣、高脂食物等刺激胃酸大量分泌的食物。

（2）防治腹压过高，比如避免系过紧的裤带、便秘、肥胖等。

（3）身边常备碱性食物，比如碱性饼干、馒头，可有效中和胃酸，亦可饮用适量温开水。

若是通过调整生活习惯仍未改善，建议去医院完善检查，通过药物干预治疗。

心情抑郁，腹泻便溏，肝脾调理效果佳（肝郁脾虚证）

刘先生，男，47 岁，因反复便溏 1 年就诊，病人自诉 1 年前因家庭变故开始出现意志消沉，总是不自主叹气，慢慢开始出现大便不成形，且情况逐渐加重，大便由每日 1～2 次变为现在的 4～5 次，黏腻腥臭，且只要精神稍紧张或吹冷风当即出现腹痛，欲解大便，泻后腹痛减轻。曾做肠镜检查未发现异常，现在精神尚可，因腹泻严重影响生活质量，病人来院诊治。查看病人舌脉，舌淡红，齿痕舌，苔薄白，脉弦滑。刘先生被诊断为肠易激综合征，医生说刘先生这病根源在肝，予以疏肝理气、健脾化湿的中药汤剂后，刘先生症状明显好转。

出现腹泻便溏，为什么会选择治肝呢？

1. 心情抑郁，腹泻便溏，小心肝郁脾虚证

肝属木，脾属土，木克土，正常情况下肝木克脾土，肝木通过其疏泄作用对脾土起着调节脾胃运化、吸收、气血运化、排泄等过程，二者各司其职。病理情况下会出现以下两种情况，一是当肝木变强时，会过分"打压"脾土，而使脾失去正常功能，这就是所谓的"木旺乘土"；另一种情况是脾胃过于虚弱，不能耐受肝气克伐，而突显了肝木过强，即"土虚木乘"，二者均可致肝郁脾虚证。像上述刘先生的情况就是"木旺乘土"，病因根于家庭变故导致长期情志抑郁，郁怒伤肝，肝失条达而横逆乘脾，导致脾虚失运，气滞湿阻，则出现便溏不爽，齿痕舌等情况；肝积郁结，则喜叹气。

中医治病求本，因肝郁而致脾虚者，当以疏肝理气，肝气舒畅条达，则疏泄功能正常，进而使脾运化功能正常，使诸症除而病愈。

2. 腹泻、便溏，警惕哪些疾病

西医中的慢性腹泻可见于肠易激综合征、慢性肠炎、胆汁酸性腹泻、乳糖酶缺乏所致腹泻、药物因素等。我们可通过大便性状、腹泻情况大致了解情况。吸收不良所致腹泻一般会伴有明显恶臭或带有未消化食物残渣；结肠炎症或分泌泻多表现为水样便伴有血或黏液；另外服用二甲双胍及某些消炎药也可能导致腹

泻；肠易激综合征是被认为人类发病率最高的一种全球性功能性疾病，可分为三型，其中腹泻型肠易激综合征以腹泻、腹痛为主要表现，且多在紧张、焦虑时出现，减轻压力、焦虑会改善症状。多为 3 个月内出现的腹泻，且以夜间腹泻为主，症状持续，伴有明显消瘦，提示可能有器质性病变，应就诊完善肠镜等相关检查排除器质性病变；当腹泻剧烈并出现乏力、精神差、眼睛凹陷，可能会出现电解质紊乱，严重者危及生命，应及时就诊完善检查。

身目发黄、胁肋胀痛，警惕湿热在作祟（肝胆湿热证）

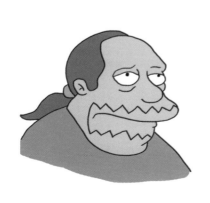

40 岁的李某，有时感觉肋骨两边有点痛，口苦，口臭，上厕所时发现小便很黄，他以为是最近火气太旺，太过劳累引起的，多喝点水、多休息就没事了，没有引起重视。后来照镜子时发现眼睛、皮肤也开始变黄，才意识到可能是生了病，听说有亲戚就是老是眼睛、皮肤、小便黄得了癌症，

所以火急火燎地去医院看病。医生询问病史和详细检查后告诉他，不是癌症，这是黄疸的肝胆湿热证，也就是西医说的胆囊炎。原来，李某平时喜欢吃大鱼大肉，工作环境比较炎热，常常饮食不规律，时间久了，才得了这个病，再加上不重视，病情发展成现在这种情况。

那什么是肝胆湿热证呢？

中医认为，肝胆湿热证，是指湿热内蕴肝胆，肝胆疏泄失常，以身目发黄、胁肋胀痛及湿热症状为主要表现的证候。

1. 中医认识

中医认为，肝胆湿热证，多由感受湿热病邪，或喜好吃肥甘，也就是辛辣的、味道重的、甜的食物，化生湿热，或是脾胃受纳运化失常、湿浊内生，日久郁而化热，蒸熏肝胆所致。

肝主疏泄，调节胆汁分泌。感受湿热病邪后，湿热入里，使肝胆疏泄功能失调，气机不畅，所以胁肋（肋骨两侧）胀痛；湿热阻滞，使脾胃功能失调，出现食欲不佳、腹胀、厌油、恶心呕吐；湿邪下行，可引起大便不调，排便不畅；湿热郁蒸，胆汁不循常道，胆汁外溢，出现身目发黄；胆气上溢，出现口臭；湿热内蕴肝胆，正邪交争，出现发热和怕冷交替。舌红，苔黄腻，脉弦滑为湿热常见表现。

2. 西医认识

临床表明，常见的急慢性肝炎，肝硬化，胆囊炎，胆结石，胆道蛔虫，钩端螺旋体病，蚕豆病及某些消化系统肿瘤等疾病，辨证为肝胆湿热证等，通过中西医结合，双管齐下，可以达到更好的治疗效果。

身目发黄、胁肋胀痛怎么办？

（1）治疗

中医据辨证论治原则，辨证为肝胆湿热证以后，可根据症状表现选择"龙胆泻肝汤""大柴胡汤""茵陈蒿汤""甘露消毒丹""茵陈五苓散"等临床证明疗效较好的方剂，随证加减清热解毒、利胆化石、利尿通淋、和解少阳、和胃降逆止呕等中药，但均须在医生指导下服用，不可随意服药，否则可能会使病情加重，得不偿失。除此之外，还可通过针刺脾俞、阴陵泉、足三里、肝俞、胆俞、期门、阳陵泉、太冲、行间、足临泣、中渚、丰隆等穴位，或是通过推拿、刮痧、拔火罐等辅助治疗。中西医结合治疗，效果更佳。

（2）饮食生活起居调护

饮食上，要少吃辛辣、油腻、甘甜食物，平时可以多吃薏米、红豆、白扁豆、山药、绿豆、马齿苋、冬瓜等，特别是在夏季还可以用菊花、金银花、蒲公英等泡水喝。

"肥人多痰湿",酒为"湿中发热近于相火",堪称"湿热之最",过于肥胖的人要注意减肥、戒烟、戒酒。

生活起居上,居住环境宜干燥通风、清爽舒服;不宜在潮湿的环境里久留,夏季炎热时注意休息,不高空作业;在阴雨季节要注意关闭门窗,避免湿邪的侵袭;出去游玩时不要坐在阴冷潮湿的地方;养成良好的生活习惯,不要长期熬夜,或者过度疲劳。因为熬夜会损伤肝胆,影响肝胆之气的升发,容易生湿热。最重要的是,"正气足,则邪不可干",因此平时要注意多运动锻炼,增强抵抗力。

眩晕耳鸣、胸胁隐痛,这是肝肾出问题了(肝肾阴虚证)

65 岁的陶先生,自诉半年来常常感到自身在旋转、移动或摇晃,并出现头重脚轻、头脑不清楚的感觉,一开始症状还没特别严重,最近较频繁发作,这次发作后正在路边行走,差点往车上扑,觉得太过危险,已经严重影响到了生活,所以想来寻求医生帮助。医生仔细询问后,发现陶先生不仅仅有眩晕症状,还有腰膝酸软,经常感觉耳鸣,视物不清且发暗,白天无剧烈活动也易出汗,晚上更是频繁出汗,睡醒后仍有湿印,口干,阴囊潮湿，血压 150/100 毫米汞柱，有前列腺炎及类风湿性关节炎病史，舌略红，苔微黄，脉弦细略数。通过这些症状，医生判断陶先生属于肝肾阴虚证，给他开了中药让他回去服用，果然不久之后陶先生复诊显示大有好转。肝肾阴虚究竟是怎么样的呢？为什么陶先生会被判断为肝肾阴虚？在这里给大家简单科普一下。

首先，大家得先来了解肝肾阴虚的含义。肝肾阴虚证是肝肾两脏阴液不足所致的病证。人体分阴阳，阳在这里不多阐述，阴即阴液，是一种可以濡养器官脏腑的精微物质，肝肾阴液较正常减少时，就会表现出阴虚症状。而肝肾阴液的减少往往多由其他疾病长久以来的牵连，睡眠不足，精神压力过大或者是由于性生活过于频繁，即中医所讲久病及肾，情志内伤，或房事过度，精血不足，损伤肝肾之阴等引起。

其次，对于肝肾阴虚的症状大家也应该有所了解。通过证型名称大家也该有所猜测，肝肾阴虚的症状为肝阴虚和肾阴虚的组合，肝阴虚的表现为头晕耳鸣、双目干涩，也就是眼睛干涩，视物模糊，还有口苦、咽干、口干、口渴，甚至入睡困难；肾阴虚的表现有五心烦热、颧红、口渴不欲多饮、潮

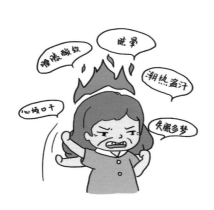

热盗汗、腰膝酸软、头昏耳鸣、听力下降、排尿异常，全身乏力、心悸、小便黄赤、大便干结、失眠、多梦、舌红少苔、脉细数，男性肾阴虚病人可出现阳痿、早泄、遗精等症状，女性病人可出现妇科方面的疾病，例如月经不调、痛经、闭经等。肝肾阴虚病人二者症状均会出现，表现为眩晕久发不已，视力减退，少寐健忘，心烦口干，耳鸣，神疲乏力，腰膝酸软，舌红，苔薄，脉弦细等。

　　那么，这些症状又是如何产生的呢？拿陶先生来讲，让他苦恼不已的眩晕是由于肝肾阴虚、髓海不足；视物不清是因为肝开窍于目，肝阴不足，不能濡养眼睛；腰膝酸软、耳鸣归因于腰为肾之府，肾开窍于耳，肾阴虚则腰部和耳部出现症状；舌略红，苔微黄，脉弦细略数，为肝肾阴虚之象。此外，大家必须得对这里所讲的阴阳有一定的了解，人体的阴阳本是平衡的，正如一个圆圈，阴阳各占一半，阴若是变少，圆圈基本不发生改变，也不增加新的物质，那么就只有另一半的阳相对增加了，就会出现中医讲的阴虚内热，表现出五心烦热、颧红的症状；阳继续压迫于阴，内迫营阴则盗汗；虚火烧灼津液，则口干咽燥；虚火内扰心神，则失眠多梦；同样扰动精室则遗精，影响冲任则经少或崩漏。

　　最后，肝肾阴虚多是日积月累形成的慢性证候，治疗起来也非一日之功。肝肾同时发生的阴液亏虚，大家可以通过服用中药来滋补肝血，养肾阴，同时，还需要温阳的药物，这样阴中有阳，阳中有阴，化生才会有力。但是，肝肾阴虚是久耗阴液致病，这就提示大家注意生活调护，要注意调节情绪，少生气；管理饮食，少吃油腻、肥甘厚肉，或者辛辣刺激的食物；保证睡眠，注意养成良好的生活习惯，才能有效防治肝肾阴虚。

　　通过上文的阐述，大家是不是对肝肾阴虚有一定的了解了呢？

第五章
常见的肝病

肝病都是"病从口入"吗

    李某，50 岁，近期总是觉得肢疲倦怠，食欲减退，时有腹胀，李某一直身体都挺好，都没上医院看过病，平时自己有个发热头痛的都是上药店买点药吃就好了，现在出现这些症状，自觉可能是近期劳累引起的，心想休息几天就会好的。可是，在家休息了 3 天以后，还是觉得症状没什么缓解，还发现小便较黄，妻子也发现丈夫的眼睛较之前黄了许多，常听人说眼睛黄、皮肤黄是肝脏有问题，莫非自己得了肝病了？带着疑问跟身体的不适，李某在妻子的陪同下来到了医院就诊。

    经过医生询问病史，医生发现原来李某爱喝酒，平均每天都要喝上一二两白酒，平常也有听人说喝酒伤肝伤身体啥的，但是李某觉得自己身体好得很，感觉喝点酒更有劲呢。医生通过体格检查及相关辅助检查，发现李某得了酒精性肝硬化，还比较严重，此次发病可能是劳累后诱发。医生告知了李某这个病其实就是他喝酒喝出来的，并告诉他病情的严重性、治疗方法及预后等情况，告知酒精肝最好的方法就是戒酒。李某答应为了身体和家人着想，回去后就戒酒。

肝病都是"病从口入"吗？是，也不是！

说起肝病，我们最先想到的就是病毒性肝炎，可能大家最熟悉的还是甲型病毒性肝炎、乙型病毒性肝炎，但其实病毒性肝炎分为甲型、乙型、丙型、丁型、戊型这5种。其中，只有甲肝、戊肝是我们常说的"病从口入"，主要是通过消化道途径传播。1988年上海爆发的甲肝大流行，就是因市民吃了被污染的带有甲肝病毒的不洁毛蚶，加上当地独特的饮食卫生习惯导致的。而我国西北地区则爆发过戊肝，因当地水塘或是河流被污染了，人们喝了污染的水，从而导致的感染，这些才是真正的"病从口入"。好在这两种肝炎大多是急性的，感染发作后经合理正确治疗，大部分人都能恢复。

虽然我国自1992年后开始对新生儿普及乙肝疫苗的接种，但目前我国仍然是乙肝大国，研究表明，引起我国肝硬化、肝癌的主要病因是乙型肝炎，其次是丙型肝炎，所以，乙型肝炎和丙型肝炎，值得我们特别防范。

了解乙肝、丙肝的传播途径对自我防范具有重要意义，下面是它们的主要传播途径：

（1）血液传播

输入被乙肝、丙肝病毒污染的血液或血液制品可传染乙肝、丙肝。使用未经彻底消毒的器械进行进入人体内的操作，如补牙、纹身、纹眉、修面、修脚等，或进行内窥镜检查操作，器官移植、骨髓移植、血透等都可能传染乙肝、丙肝。

（2）母婴传播

假如母体内有乙肝、丙肝病毒，新生儿会在分娩过程中有感染乙肝、丙肝的风险。

（3）性传播

已感染乙肝、丙肝病毒的一方可通过无保护性交使得另一方感染乙肝、丙肝病毒。

慢乙肝病人病情稳定期，在日常的工作或生活接触，如共同进餐、一起工作、握手、拥抱、同一宿舍、共用厕所等日常生活工作活动都不会传播乙肝、丙肝病毒。所以，在生活中我们可以放心地关怀他们，误解和歧视不仅会带来隔阂，还会伤害到他们的自尊心。

随着人们生活水平的不

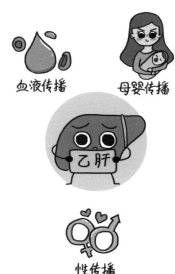

断提高，脂肪肝的发病率在逐年上升，已取代乙肝成为危害我国人民健康的第一大慢性肝病。那脂肪肝也是"病从口入"吗？虽然目前的研究并未确定脂肪肝的明确病因，但是饮食因素是重要的原因，主要跟现代人的生活习惯密切相关，高脂肪、高蛋白饮食，以及缺乏运动是导致脂肪肝发生发展的重要原因。所以说，脂肪肝的发生一部分原因也是"病从口入"。所以，为了减少脂肪肝的发生发展，我们应做到"管住嘴，迈开腿"。

酒精肝的发生顾名思义就是因长期大量饮酒引起的，由于中国酒文化的影响，我们经常听到这样的劝酒词，如"感情深一口闷""适当饮酒有益健康"等。但是世界权威医学杂志《柳叶刀》发表的文章给了酒精重重一锤：喝酒不能带来任何健康收益！"适当饮酒有益"的说法根本不存在！饮酒是中青年男性死亡的头号凶手。因癌症而死亡的 50 岁以上人群，27.1% 的女性和 18.9% 的男性可归因为饮酒。死亡率 / 癌症发病率都随着饮酒量的增加而增加。所以说，酒精肝是不折不扣的"病从口入"，为了您的健康，我们最好的做法就是滴酒不沾哦！

药物性肝损伤，就是因服用或使用药物引起的肝脏功能、代谢的损害。目前研究表明，可引起药物性肝损害的药物有西药、中草药和保健品等。西药主要包括抗肿瘤药、抗结核药、非甾体类抗炎药等 11 大类；中药主要包括土三七、生首乌、雷公藤、苍耳子、朱砂、砒霜等；我国的保健品市场发展迅速，但中西医混杂的情况十分可见，尤其是一些减肥保健品，往往不需要处方即可购买，加之老年人、肥胖者更易出现肝损伤的风险。所谓"是药三分毒"，合理用药、服药是避免发生肝损伤的有效措施。所以说，药物性肝损害也是"病从口入"的一部分原因，当我们生病时，应在医生的指导下服药。

自身免疫性肝病，包括自身免疫性肝炎、原发性胆汁性胆管炎以及原发性硬化性胆管炎。自身免疫性肝病的病因目前并不明确，研究表明可能与遗传因素密切相关，除此之外，还可能与细菌感染、病毒感染，还有一些药物、酒精等因素相关。所以说，自身免疫性肝病与"病从口入"也有一定的联系。

乙肝不可怕，预防最重要

吴某，27 岁，在一次体检中无意发现了自己有乙型病毒性肝炎（以下简称乙肝），这对她来说简直就是晴天霹雳。因为她听说得了乙肝就终身治不好，而且对今后找工作、学习都有影响，还有传染性，要是被别人知道了，别人对自己肯定会有戒备心。自从知道自己得了乙肝后，吴某性格都变了，变得不爱和人交流了。在她心里总是觉得这是件很丢人的事，觉得如果别人知道了都会用有色眼镜看她，她也不敢交男朋友，觉得没有人会与有乙肝的她交往。她母亲发现这事以后，赶紧带着吴某来到医院就诊，通过检查后，发现其肝功能正常，乙肝病毒载量也不高，属于乙肝抗原携带者，医生告诉她只要定期到医院复查，跟正常人是没有区别的，可以正常生活、社交，并告知吴某乙肝的传播途径及目前我国治疗乙肝的新进展，告诉她要自信，不要自卑，完全可以正常生活。乙肝不可怕，预防最重要！

我国是乙肝大国，在我国约有 7000 万慢性乙肝感染者。生活中，有许多病人不知道自己是如何感染上乙肝的。而很多乙肝病人都很自卑，不敢让别人知道自己得了乙肝，也害怕会把疾病传染给他人。其实，乙肝不可怕，预防最重要！那么乙肝该如何预防呢？

首先，如果我们没有感染乙肝或不知道自己是否感染乙肝，我们就应该查一下乙肝两对半，了解一下自己是否感染了乙肝病毒，如没有，是否有抗体。自 1992 年以来，我国出生的婴儿都接种了乙肝疫苗，随着乙肝疫苗的接种，大大降低了我国乙肝的感染率。所以，如果发现自己没有乙肝抗体，赶紧去疫苗接种点接种乙肝疫苗。乙肝疫苗接种共 3 针，按照 0、1、6 个月程序，即接种第 1 针疫苗后，间隔 1 个月及 6 个月注射第 2 针及第 3 针疫苗。新生儿接种乙肝疫苗越早越好，要求在出院后 24 小时内接种。乙肝疫苗接种第 1 针后，约 30% 的人产生抗体，而接种第 2 针后有 50% ~ 70% 的人会产生抗体，第 3 针后 90% 左右的人会产生抗体。目前为止，乙肝疫苗接种是预防乙肝的最可

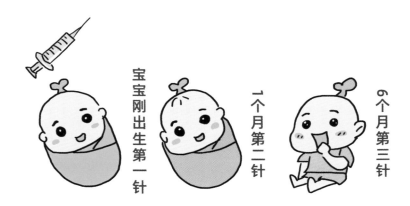

靠方法，但也不是一劳永逸。接种后要评估接种效果，根据乙肝抗体滴度情况适时复测，当滴度小于保护值时，要及时补种，这样才能有效预防乙肝病毒感染，真正达到预防乙肝的目的。

其次，如果你是乙肝病人，不用焦虑也不要着急。不用担心别人会用有色眼镜看自己，因为平时的生活接触、交流并不会把乙肝病毒传染给别人。乙肝病毒的传播途径主要经血（如不安全注射等）、母婴及性接触传播。母婴传播多在分娩时接触乙肝病毒阳性母亲的血液和体液传播。乙肝病毒不经呼吸道和消化道传播，无血液暴露的接触（日常学习、工作或生活接触等）基本不会传染，乙肝携带者可以与正常人一样生活、工作、生育。流行病学和实验研究未发现乙肝病毒能经吸血昆虫（蚊子、臭虫等）传播。那么有的人就会问了，那我国每年那么多的肝硬化、肝癌病人不都是乙肝引起的吗？是的！慢乙肝病人如果不经正规治疗，随着时间的推移，演变成肝硬化的风险会越来越大，甚至肝衰竭、肝癌。而推动着疾病的进展是多因素引起的，其中较高的危险因素包括：高病毒载量，合并其他肝炎病毒或艾滋病病毒感染，年龄较大，男性，饮酒史，吸烟史，肥胖，家族史等。因此，如果你是慢乙肝病人，不用过多的担心害怕，首先，你要正确认识这个疾病，不要有畏惧心理，而是要相信自己、相信医学。如果只是乙肝携带者，没有什么症状，只要定期复查，调整好自己的情绪，保持好心情，保持良好的生活习惯，坚持适当的锻炼，提高自身免疫力。如果你有疲劳感、食欲减退、厌油、腹胀等消化道症状，那么请及时就医，在专业的医生指导下接受正规的治疗。迄今为止的抗乙肝病毒药物还无法彻底清除病毒，故慢性乙型病毒性肝炎的治疗不以"彻底治愈"为目标，而是最大限度地长期控制乙肝病毒复制，防止肝脏炎性坏死及肝脏纤维化，延缓和减少肝衰竭、肝硬化、肝癌及其他并发症的发生，从而改善生活质量，不因乙肝影响病人的寿命。同时，如何抗病毒治疗，则需要在专科医生的指导下用药，需要专业医生根据病毒载量、肝功能情况和肝脏疾病严重程度来决定，同时还得结合病人年龄、家族史和伴随疾病等因素，综合评估后决定是否开始使用抗病毒治疗。

总之，乙肝不可怕，只要我们做到正确预防，正常人也不容易感染乙型肝炎病毒，乙肝病人也能正常工作、学习、生活，相信未来我们能够攻克乙肝，迎接更加美好的生活！

丙肝，早发现、早治疗

　　王某，56 岁，平素身体健康，没什么毛病，近期总觉得上腹部不适，觉得应该是胃病，而至医院就诊，医生看了后建议做个胃镜检查，在完善胃镜检查前发现乙肝抗体阳性，就完善了丙肝病毒及上腹部彩超检查，结果显示王某有肝硬化，且丙肝病毒较高，排除了乙肝、酒精肝等其他慢性肝病后，最终诊断为丙型肝炎肝硬化。可喜的是，目前我们已经有了治愈丙肝的药物了，刚开始药物价格还较昂贵，普通家庭还吃不起、买不到，不过现在药价明显下调，而且还纳入了医保，一般家庭都能吃得起了。所以，在明确诊断后，医生告诉了王某病情、治疗方法、治疗药物、用药疗程、疗效及费用等问题后，王某毫不犹豫地接受了治疗。虽然他现在处于肝硬化阶段，肝硬化不能逆转，但是经积极抗病毒治疗后，就可以延缓甚至阻止病情进展。所以，丙肝，早发现、早治疗很重要！

　　丙型肝炎，是由丙型肝炎病毒感染引起的肝脏疾病，大多表现为慢性病程。丙型肝炎在全球流行，据世界卫生组织统计，全球约 1.7 亿人感染丙型肝炎病毒，我国丙型肝炎病毒感染者约

1000 万。但目前我们临床发现的丙肝病人人数远未达此，说明我们身边还有许多未被发现的丙肝病人。那么，为什么我国有这么多丙肝病人，而又未被发现呢？丙肝的传播途径是什么呢？丙型肝炎病毒主要通过接触感染者的血液传播，其传染源为急性、慢性病人和无症状病毒携带者；传播途径有：输血及血制品，注射、针刺、器官移植、骨髓移植、血液透析，生活密切接触传播，性传播及母婴传播。

为什么我们对丙肝的发现率会这么低呢？因为多数人感染丙肝病毒后，并未出现特异症状。多在因疲劳，食欲减退，腹痛等症状或因其他疾病就医时而被发现。以前，我们发现丙肝病人，并无特效药治疗，只能对症支持治疗。随着医学的进步，我们现在说丙肝是可以被彻底治愈的了。因为我们发现抗丙肝病毒的特效药，经积极的抗丙肝病毒，可以达到有效的消灭丙肝病毒。所以，当我们发现丙肝时，经积极的抗丙肝病毒治疗，再辅以适当的休息及营养支持等治疗，可以达到彻底治愈丙肝的目的。这样，就大大减少了因丙肝而导致的肝硬化、肝癌的发生率。

虽然丙肝尚无预防性疫苗，但真正影响实现世界卫生组织消除丙肝目标的，是如何有效地筛查出丙肝病毒感染者。我国有70%以上的感染者并没有被发现，对存在丙肝病毒感染高危风险的人群，如静脉注射毒品、血液透析、男男同性行为者需要定期进行筛查。

　　慢性丙肝短期看来的危害虽然不大，但是随着时间的推移，疾病的进展，也会逐渐演变为肝硬化、肝衰竭，甚至肝癌。临床研究显示，其实丙肝给病人带来的危害要大于乙肝，其更容易导致肝硬化、肝癌的发生。因此，早期发现丙肝，及早治疗是防治丙肝及其带来的并发症的有效措施。

酒小酌一杯，就不伤肝了吗

　　小张，某公司职员，平时下班没事就喜欢和朋友聚聚，聚餐肯定少不了喝酒，久而久之喝酒感觉就成了自己的一种习惯，每天不喝点就觉得缺了点什么。父母平时也会劝诫他："少喝点，喝酒伤肝。"但是小张不这么觉得，他觉得自己喝的酒并不多，

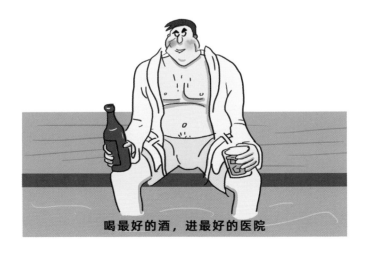

喝最好的酒，进最好的医院

每天也就几小杯，这么少的酒量对肝应该没啥影响。因此，他还是保持每天小酌一杯的习惯。可是，最近单位体检发现小张的转氨酶偏高，还有点轻微肝硬化，这下他可着急了，赶紧到医院看医生。医生告诉他，他这属于早期酒精性肝硬化，就是他平常喝酒引起的，并告诫他最好戒酒，他现在虽然处于早期的酒精性肝硬化，但是他的肝功能已经出现了异常，这就是身体给他敲的一个警钟，如果继续喝酒，病情将进一步加重，严重时可危及生命，这可把他吓得不轻，他连忙摆手说以后少喝酒。医生告诉他要想身体健康，就要滴酒不沾。

朋友聚餐、家庭聚会等饭局，酒是必不可少的。而我国又是酒文化很浓郁的国家，我们经常听到"白酒一下肚，病菌不敢住；酒是感冒药，喝了见疗效""酒是美容霜，越喝脸越光""老乡见老乡，喝酒要喝光；老乡见老乡，喝酒要喝双；老乡见老乡，敬酒要敬双"等劝酒经典语句。如果我们不知道酒所能给我们身体带来的危害，就会被这些"美言"给诱惑了。

那么喝酒到底会对我们身体带来哪些危害呢？其实，酒精给我们身体带来的危害可不少，我们去医院看病时，总是能听到医生对我们的告诫"不要抽烟、喝酒"等。酒精对于我们身体的各系统健康都有影响，如可导致心脑血管疾病的发生发展，导致痛风、酒精肝、胰腺炎等疾病。但是其对我们身体产生最简单粗暴直接的危害就是酒精肝，接着就是酒精性肝硬化、肝癌的发生。

为什么酒精对肝脏的健康影响如此之大呢？因为肝脏是我们身体最大的代谢器官，我们喝的每一口酒都要经过肝脏代谢，如果你一次酒喝多了，或长期大量饮酒，肝脏来不及代谢，就会加重肝脏的负担，久而久之就影响其代谢功能，进而导致炎症的发生，就是我们常说的酒精肝；如果你还是随意地饮酒，就会进一步加重肝脏的负担，使其向肝硬化、肝癌进展。那么酒精肝有什么特点呢？

　　酒精肝初期往往仅表现为脂肪肝，大多无症状或轻度症状。部分病人可表现为消化道症状，如食欲不振、右上腹不适、腹胀以及乏力等，若进展为酒精性肝炎或肝硬化，则消化道症状较重，除上述症状外，还可出现恶心、呕吐，以及黄疸、消瘦等。出现肝功能异常，若继续饮酒可发展至肝硬化晚期或导致肝衰竭、肝癌，出现大量腹水、下肢水肿、凝血功能障碍、重度黄疸、肝性脑病、上消化道出血等，而危及生命。

　　酒精肝目前仍无特效治疗药物，目前市场上的解酒药均无实际疗效，戒酒是最有效的措施。通常戒酒4～6周后，临床症状、各项检查指标可有好转，但若已进展到肝硬化阶段，戒酒的效果也会大打折扣。故无症状的长期饮酒者建议定期到医院进行常规体检，以早期发现酒精引起的肝损害，及时诊治以防病情进展。

　　其实，饮酒有百害而无一益。世界卫生组织早已将酒精列入一类致癌物。对于50岁以上人群，癌症是导致死亡的主要原因，其中饮酒又是诱发癌症的重要原因，而死亡率、癌症发病率都随着饮酒量的增加而增加。所以，这世上没有安全的饮酒量，不要用小酌一杯来麻痹自己，为了我们的健康，尽可能地远离酒精吧！

别不把它当作病，脂肪肝危害性大着呢

最近小李很困惑，因为她体检发现自己竟然有轻度脂肪肝，虽然医生说这不是什么大病，很多人都有，但是她很困惑，明明自己就是他人眼中的瘦子，为什么自己也不胖，就得了脂肪肝呢？其实，像小李这样体型不胖的人，被发现脂肪肝的很多，我

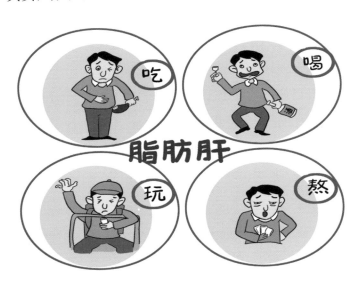

们并不能通过胖瘦来评估一个人是否有脂肪肝，不过，身体肥胖肯定是引起脂肪肝的主要因素，而身材苗条也不一定不会得脂肪肝。引起脂肪肝的原因很多，主要与我们的生活方式、饮食习惯、运动情况、遗传因素等密切相关。近年来，我国的脂肪肝发生率逐年上升，但是被重视的程度远远不够，因为早期脂肪肝并无特殊不适，大家都不觉得它是个疾病，也不认为脂肪肝能给自己带来多大危害。难道脂肪肝真的只是提示我们身体处于亚健康吗？对身体就没有危害？其实不然，脂肪肝的危害远不比病毒性肝炎的危害小，不及时关注、治疗，将会严重危害我们的健康。

　　随着人们生活水平的不断提高，生活方式的改变，脂肪肝的发病率逐年增高，已取代乙肝成为威胁我国人民健康的第一大肝病。近来研究表明，脂肪肝也是导致肝硬化，甚至肝癌的重要因素。脂肪肝是体内的一种慢性炎症，不仅是肝脏的疾病，也是全身系统性疾病的一部分，不仅影响肝脏的健康，还可累及心血管、内分泌等全身多个系统。首先，最容易引起代谢性疾病，如伴发高脂血症、高血压、糖尿病，即所谓的"三高"；其次，因肝脏分泌胆汁和疏泄胆汁受影响，导致胆汁的主要成分胆汁酸容易在胆汁中析出继而增加患胆结石、胆囊炎的风险；受累泌尿系统可致肾炎、肾结石、痛风的发生，由于脂肪代谢障碍，尿液中乙醇酸酯、草酸钙和总蛋白分泌指数升高，引起肾结石、肾炎；受累肠道时，会增加肠癌风险，因脂肪肝可增加致癌物质胆汁酸在肠道的蓄积，进而导致肠癌的发生；除此之外，乳腺、子宫、宫颈、食管等肿瘤发生率风险也增高；另外，也会增加多囊卵巢综合征发生率，引起免疫力下降等引起疾病的发生。

那么我们该如何防范脂肪肝的发生发展呢？首先，我们要改变我们的潜意识，不要不把脂肪肝当作疾病，而要像对待高血压、糖尿病等慢性疾病一样认真对待，时刻保持警惕心理，因为脂肪肝也是可以严重影响我们健康的慢性疾病。其次，我们要积极控制和消除引起脂肪肝的病因，包括不过量饮酒或不饮酒，控制体重指数，合理均衡饮食，不过度节食，纠正营养不良，控制高脂血症，避免滥用伤肝药物等，积极治疗某些慢性病，如病毒性肝炎，甲状腺功能减退等。此外，还要对生活方式进行干预。合理膳食，低脂低热量饮食，补充优质蛋白、维生素、矿物质等营养物质，定时定量进餐，不暴饮暴食。适当锻炼，平均每周3～4次，每次至少30分钟的有氧运动，如游泳、打球、骑车、慢跑等。最后，脂肪肝病人还要规律作息，不熬夜，不过度疲劳，保持乐观心态。如果出现肝功能异常情况，还需要适当的护肝降酶药物治疗。

虽然脂肪肝的危害不胜枚举，但值得高兴的是，只要早发现、及时干预治疗，早期轻度脂肪肝完全可逆转，而且其他伴随疾病的发生及进展也会随之减慢。反之，发现脂肪肝若不及早治疗，任其发展，当病情进展到脂肪性肝炎阶段，想要完全康复就难了。不仅治疗时间会大大延长，治疗效果也会下降。

　　因此，不要不把脂肪肝当回事，其所能带来的危害远远大于你的想象！

明明是"护肝"，怎么变"伤肝"了呢

　　67 岁的魏老太，最近开始关注自己的身体健康了，听人家说什么对身体好，什么又可以护肝，她通通买下来，坚持每天吃点"好药"来保健身体。她不仅自己吃，还要自己的老伴吃。吃了一段时间，竟自我感觉良好，觉得上楼都轻松多了。可是，有天早上，老伴发现她眼睛黄了，她也觉得这两天身体乏力明显，还不想吃东西，以为是年纪大了，偶尔有点疲乏是正常的。老伴

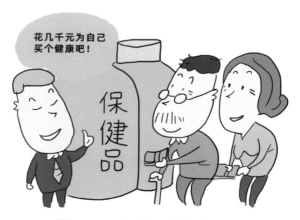

不要相信不良商家推荐的"护肝"保健品

赶紧带她到医院检查，抽血检查后发现她肝功能异常，医生追问病史，她既往也没有肝病病史，没有什么基础肝病。最后，医生问她最近有吃什么特殊药物时，她说身体一直都还行，没吃什么药，就是最近吃了点"护肝"的保健品，怎么现在肝功能还异常了呢？医生赶紧追问具体保健品名称，查完以后才发现，里面有些成分伤肝，尤其是老年人更不能轻易食用。医生最后告知魏老太，赶紧停用所有不知名的所谓保健药，不要再轻易服用"护肝"药。

俗话说的好，是药三分毒，不要听信江湖偏方或者他人蛊惑，什么保健药对身体好，能"护肝、保肾"啥的。为什么我们生活中总是出现类似的情况呢，明明是想通过吃些"好药"来护肝，强身健体的，而结果往往事与愿违，不仅没有保肝，还伤肝，损伤了身体呢？那是因为大部分人没有正确认识所谓保肝药物的真正内涵及其内在机制。首先，我们要了解肝脏是人体的主要排毒和代谢器官，功能重要却也很脆弱。人体代谢过程中所产生的一些有害废物及外来毒物、毒素、药物的代谢和分解产物，均需要在肝脏中进行解毒。我们常常想通过各种"药物"如各种"护肝药"、保健品、偏方等来护肝，增强体魄等，而这些"药物"进入人体后，都需要通过肝脏代谢和解毒，也最易导致肝损伤，这种因食用药物后所带来的肝损害，即为药物性肝损伤。

那么，当我们身体发出哪些信号时，我们需要警惕药物性肝损伤呢？药物性肝损伤常常症状轻微，不易被察觉，停药后可自行恢复，但也有一部分病人会表现为转氨酶升高的慢性肝炎、肝硬化等，重者可致急性肝衰竭甚至死亡。当我们近期服用药物，出现了与原有疾病不同的新症状，例如食欲不振、恶心呕吐、上腹部不适、乏力等症状，特别是出现尿黄、巩膜黄、皮肤黄染等表现时，需要高度警惕出现药物性肝损伤，需要及时到医院就诊。

其实，在平时生活中，能引起肝损伤的药物有很多，如常使用的感冒药（主要含对乙酰氨基酚）、抗生素（需要在医生指导下服用）、减肥药（并不是都有效且安全的）、中草药（如何首乌、土三七、雷公藤等）、保健品（其实市面上许多所谓的保健品往往并不保健，更可能损肝）等。因此，当我们有身体不适时，不要自行各方"求药"，而应该到医院找专业医生诊治，只有得到有效、合理的治疗，才能使你有个更加健康的身体。

我们在生活中该如何预防药物性肝损伤呢？首先，我们要意识到不管是什么药物，中药、减肥药／茶、还是保健品都有肝毒性的风险，我们都应把握适应证，不能滥用，更不能超剂量使用；其次，不管是处方药还是非处方药，最好都能够在医生的指导下服用；另外，对于已经报道过的有肝损害或说明书上警示有肝损害风险的药物，应警惕选择，用药过程中应定期监测肝功能；最后，对于有慢性肝病、过敏体质或老年病人，在用药期间要加强监测肝功能。

总之，任何事都不是绝对的，药物也是一把双刃剑，在医生的指导下合理用药，在给身体带来最大的益处的同时，又能尽量避免其不良反应的发生，我们就用好了药物这把双刃剑。药物性肝损伤重在预防，所以在"吃"的时候，请擦亮我们的双眼做出正确的选择吧！

肝功能不正常，还经常口干、眼干、关节痛，小心自身免疫性肝病

陈某，55岁，最近总是关节疼痛，有时还口干、眼干，原先没怎么在意，后来症状没缓解，听人说可能是关节炎，就找了些祛风湿的药酒擦擦，好像也没缓解。然后先后去了医院的内分泌科、风湿科，排除了糖尿病、风湿性关节炎，但是医院检查显示肝功能异常，难道是肝脏出了问题？带着疑问，陈某来到了肝病科，接诊医生询问完病史以后，告诉她可能是免疫相关性肝病，让她住院完善相关检查，排除了其他肝病以后，结合实验室检查及影像学检查，考虑可能是自身免疫性肝病，建议病人行肝穿刺活检以明确诊断。通过与陈某及家属沟通后，最终她同意行肝穿刺活检，活检结果提示为自身免疫性肝炎，需要糖皮质激素治疗。通过积极治疗后，陈某症状改善，肝功能也恢复了正常。

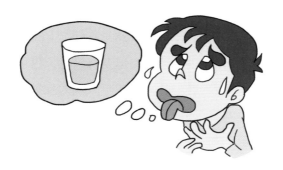

　　每当说起肝病，我们最先想到的就是病毒性肝炎、酒精肝、脂肪肝，其实除了这三大类肝病，临床中还有像自身免疫性肝病、血吸虫性肝病、药物性肝损害等，而自身免疫性肝病则为临床中最易漏诊、误诊的肝病。自身免疫性肝病包括自身免疫性肝炎、原发性胆汁性胆管炎和原发性硬化性胆管炎，其病因主要与遗传因素、环境因素和免疫因素密切相关。其临床表现多样，主要临床表现如下：

　　（1）自身免疫性肝炎临床表现多样，一般表现为慢性、隐匿起病，但也可表现为急性发作，甚至引起急性肝衰竭，部分病人无任何不适，多体检发现转氨酶升高而就诊。部分病人可出现疲劳、关节疼痛、恶心、腹泻、食欲不振等症状，体检可见肝大、脾大、腹水等体征，偶见周围性水肿。

　　（2）原发性胆汁性胆管炎早期病人大多无明显症状，但大多数无症状病人会在 5 年内出现症状。最常表现为乏力、皮肤瘙痒。还可能有骨代谢异常、脂溶性维生素缺乏、高脂血症等。

（3）原发性硬化性胆管炎临床表现多样，少部分表现为无症状，出现症状的病人表现为乏力，但无特异性，也可能表现为体重减轻、瘙痒、黄疸和肝脾肿大，还可表现为反复右上腹痛，酷似结石痛和胆道感染。一大部分病人还可合并其他风湿病，以干燥综合征最为常见，如表现为口干、眼干、关节痛等。

自身免疫性肝病严重威胁着人类的生命健康，导致病人生活质量严重下降以及心理和精神压力增加。目前对于自身免疫性肝病的治疗尚无特效药，尚处于初步研究阶段，发病机制尚不明确，其非特异性临床表现导致临床确诊困难，易导致漏诊、误诊。因此，如果你发现肝功能异常，并伴有口干、眼干、关节痛等不适症状时，不要不当回事哦，最好及时至肝病科找专业医生检查，排除自身免疫性肝病。

慢性肝病的"三部曲"，你知道吗

近年来，肿瘤的发生率逐渐升高，周围总是有人查出患有肿瘤，其中肝癌的病人也不少。平时总觉得癌症离自己很远，毕竟其发生概率都是百万分之几。但是，最近老郑因腹胀、腹痛到医院检查时竟查出了肝癌晚期，已失去手术指征，这对他和他的家人打击可不小啊！老郑家人说他平时身体也挺好，就是有乙型病毒性肝炎，但是平时也没什么不舒服，20 年前检查过一次，一切都正常，后面身体也都挺好，就没上医院检查了。医生告诉老郑家属，慢性乙型病毒性肝炎是肝癌发生的高危因素，我国大部分肝癌病人都有慢性乙型病毒性肝炎病史，所以有慢性乙型病毒性肝炎的病人应定期复查，及时治疗。因为肿瘤不是一两天形成的，它也是需要很长的一段时间积累的，一般慢性乙型病毒性肝炎向肝硬化、肝癌发展需要数十年的时间，因此，如果我们能定期复查，早期预防，即使进展为肝癌，如果发现得早治疗效果也是很好的，如果能手术治疗效果将更好。可惜，老郑发现时太晚了。

　　说起慢性病，大家心中的印象就是"慢性病无所谓啦，反正也治不好，也差不到哪里去"，如果你对待慢性肝病也是这种态度就大错特错啦！我们都应该重视慢性肝病隐藏的巨大隐患，不仅慢性肝病急性发作导致肝脏功能急性损害可以导致肝衰竭而危及生命，它也能够悄无声息地逐渐进展，最终导致肝癌的发生发展而危及生命，即我们所熟悉而又陌生的慢性肝病的"三部曲"，常表现为慢性肝病（慢性乙型肝炎、慢性丙型肝炎、脂肪肝、酒精肝等）→肝硬化（乙型肝炎肝硬化、丙型肝炎肝硬化、脂肪性肝硬化、酒精性肝硬化等）→原发性肝癌。往往我们发现肝癌时已是晚期，因为肝脏不仅是我们人体的重要合成和代谢器官，也是我们人体最"任劳任怨"的器官，当其有些许不适只要

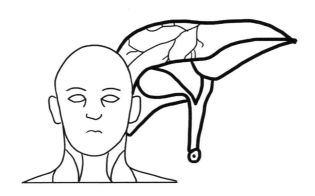

定期肝癌早期筛查，是最直接的办法

能耐受，其都默默承担，很少会向身体发出"求救"信号，这也导致了我们往往不能及时感受到肝区的疼痛等不适症状。

虽然我们临床中发现慢性肝病进展为肝癌时常常已是晚期，但是其进展并不是"突如其来"，慢性肝病的"三部曲"进展过程是一个相对漫长的时间历程。大部分发生"三部曲"进展的病人，往往是早期重视不够，未定期复查、未规范治疗所致。但是我们也不要被这种疾病进展过程所吓倒，并不是所有的慢性肝病病人的最终归宿都是肝硬化、肝癌，这在很大程度上与家族遗传病史，体质，生活习惯及治疗情况等密切相关。因此，如果我们有慢性肝病，首先就是要重视这个疾病，但也不要有思想负担；其次就是要积极治疗原发病，并定期复查。

第三篇

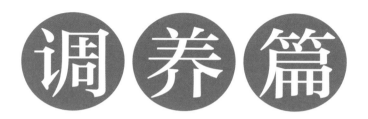

调养篇

导读

对肝脏来说，"养重于医，防重于治"，大家要注重肝脏的日常养护及预防，尽早养肝护肝，才可保证身体健康。根据中医"未病先防、治病求本"的主导思想及肝脏的生理特性，针对正气不足的不同情况，采用养肝血、温脾肾阳、补肝肾等方法；在祛邪治则指导下，根据邪气的性质和侵入部位，予以清肝火、平肝风、疏肝郁、清湿热等具体治法。本篇从饮食、运动、生活起居、按摩导引等方面为大家介绍调养肝脏的各种方式。做到避免熬夜、规律作息；调节心情、劳逸结合；均衡膳食，避免抽烟酗酒；不随便乱吃药，给肝脏加负担；加强锻炼，适当保健等，以预防肝病或延缓肝病发展。

第六章
养肝血

　　肝脏本身色泽为红褐色，内含丰富的血运，中医肝脏也有"肝藏血"的生理功能。当然，这里的藏血并不单单指肝脏可以储存血液，根据肝脏属木、喜条达而恶抑郁的特点，其还可对血液进行调控，从而调节全身的血量，故又有肝为血海的说法。若肝脏阴血不足，则血量减少，其分布到全身其他部位的血液也相对减少，血虚则不能濡养周身，因而出现肢体麻木、失眠多梦、头晕眼花、唇色淡白、指甲和趾甲色淡而薄，月经量少，甚至闭经等现象；此外，如阴血不足，至肝气虚弱、肝阳偏亢、虚火旺盛，则气虚不能固摄血液、阳亢火盛则血液妄行，可出现各种出血症状，如鼻出血、牙龈出血、崩漏、吐血等。虚火还可导致津液进一步损伤，出现两目干涩、口干咽

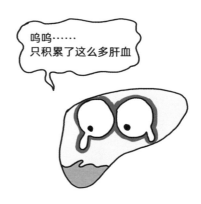

呜呜……
只积累了这么多肝血

燥、五心烦热、两颧潮红等症，这部分会在清肝火中详细讲解。
肝血不足需要补养阴血。下面我们从食疗、运动和作息时间来讲
一讲如何补养阴血。

教给你养血膳食

1. 补血良汤——豆腐鸡血汤

豆腐为甘、凉之品，黄豆磨烂后，加石膏或卤汁而成，《随
息居饮食谱》曰：其可"清热，润燥，生津，解毒，补中，宽
肠，降浊"。鸡血为辛、温之品，可补虚养血活血、润肠通便。
两者寒温配合、辛助行、甘可补，具有养血补血之功效，适用于
生活中因肝脏阴血不足而出现头晕眼花、失眠多梦、唇甲色淡，
或见肢体麻木、月经量少甚至闭经等症状的病人食用。但是因豆
腐为凉性食物，胃寒的人食用容易出现腹胀腹泻的情况，所以建
议平素脾胃虚弱者要少吃。

现代医学研究也表明，豆腐中含有人体所需的 8 种必需氨
基酸，且大豆中富含卵磷脂，对神经、血管及大脑的生长发育是
有益的。豆腐中的豆固醇还可以抑制胆固醇的摄入，大豆蛋白还
可显著降低血浆胆固醇、甘油三酯和低密度脂蛋白，且不降低高
密度脂蛋白的浓度，常食可预防高脂血症及心血管疾病的发生。
此外，从我国《食物成分表》记载中我们发现鸡血中的铁、钙、

锌、钾、维生素含量高于猪血，鸡血中的铁离子与人体内的铁离子化合价相同，所以摄入后更易吸收，缺铁性贫血病人食用后可以起到补血的作用，且必需氨基酸含量在畜禽动物中最高，可合成优质蛋白。

豆腐鸡血汤的制作流程如下：

[材料准备] 鸡血 150 克，嫩豆腐 250 克，香油 10 克，葱花 8 克，酱油 5 克，味精 1 克。

[制作过程] ①先将鸡血蒸熟，刀切 5 分方块，清水漂洗净；嫩豆腐切方块，放入开水锅中烧滚；②锅置火上，放水烧开，倒入鸡血、豆腐，待豆腐漂起加葱花、酱油，再烧开，放味精、香油即成。

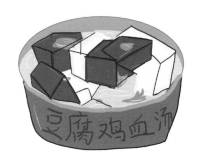

2. 养血明目之肉末蛋丁羹

鸡蛋味甘、性平，入肺、脾、胃经，可滋阴润燥，补心宁神，养血安胎，解毒止痒。猪肉性平味甘，有润肠胃、生津液、补肾气、解热毒的功效。鸡蛋和猪肉两者都是滋补之品，两者合用，可养阴生津，对于阴血不足之证有一定疗效。前面我们说到，肝主疏泄、主藏血，肝脏可以调控全身血量，肝血充足则全身血液分布相对充盈，营养物质便于送达全身各处。眼睛的视物功能也有赖于肝血的充足，需要肝血的濡养和肝气的疏泄功能的正常。当肝血不足时，两目失养，可出现眼睛干涩、视物不清、目眩、目眶疼痛等症。

从鸡蛋和肉末的营养价值看，鸡蛋含有丰富的蛋白质、脂肪、维生素和铁、钙、钾等人体所需要的矿物质。鸡蛋中的蛋白质为优质蛋白，对肝脏组织有一定的修复作用；而 DHA 和卵磷脂、卵黄素，又能健脑益智，改善记忆力，并促进肝细胞再生；鸡蛋里富含的维生素 B 和其他微量元素，可以分解和氧化人体内的致癌物质，具有防癌作用。

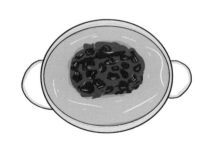

瘦肉也同样含有丰富的优质蛋白质和必需的脂肪酸，并提供血红素（有机铁）和促进铁吸收的半胱氨酸，能改善缺铁性贫血；具有补肾养血，滋阴润燥的功效。

[准备材料] 鸡蛋 4 个，猪瘦肉 100 克，姜少许，盐 3 克。

[制作过程] ①将猪瘦肉剁细成末；②鸡蛋打在肉末碗内加入适量清水搅匀；③姜切成细末后与盐一起放入肉蛋内，重复搅打几次；④待蒸锅内水烧开后，将肉蛋碗入蒸锅内用大火蒸熟即成。

3. 超有用的大枣粳米粥

老人们常说"一日三枣,容颜不老",大枣究竟有什么奇妙之处呢?大枣又叫"红枣",不仅仅是因为其成熟后颜色为红色,还因为它是益气养血的圣品。大枣性平、味甘,主要归脾、胃经,可健脾益胃,脾胃作为气血生化之源,可消化食物并运输营养物质到全身,脾胃功能正常,则全身气血供应不断,所以大枣可以补养五脏六腑的气血。而肝脏作为藏血脏腑,自然也需要脾胃化生的气血津液的濡养,所以大枣可以补养肝血,对慢性肝炎、肝硬化、贫血的患者有一定的好处。粳米味甘、性温,入脾、胃、肺经,具有养阴生津、除烦止渴、健脾胃、补肺气的作用,富含蛋白质、脂肪、钙、磷、铁及维生素 B 族等多种营养成分。大枣粳米粥性平和,可健脾胃,补虚养血安神。《素问·脏气法时论》曰:"肝苦急,急食甘以缓之……肝色青,宜食甘,粳米、牛肉、枣、葵皆甘。"可见粳米与大枣煮粥有补肝的功效。

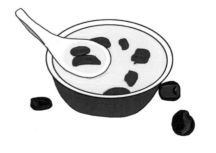

[准备材料] 大枣 30 个,粳米 60 克。

[制作过程] 把以上两味原料煮成稀粥即可。

在运动中养血

　　《黄帝内经》曰："久视伤血，久卧伤气，久坐伤肉，久立伤骨，久行伤筋，是谓五劳所伤。"意思是看久了伤眼睛；躺久了气血运行不畅则伤气；坐久了则肌肉松弛、肌力减退；站久了会损伤骨骼关节，走多了会损伤肌腱韧带。可见长久保持单一姿势或动作行为不利于气血运行，会影响全身脏器功能正常工作。之所以说生命在于运动，就和"问渠那得清如许，为有源头活水来"的意思是相类似的，水不断流动才能保持水质干净，而人想要身体机能正常运作，就需要保持全身的气血津液正常活动。长期久坐或久卧，由于人体所需能量下降，气血的运行速度会变慢，脏腑机能也下降，久而久之容易引起气血运行不畅，另外脾胃运化功能减退，气血津液生化减少，进一步加重气血不足情况，出现精神不振、倦怠乏力、食少纳呆、头晕气短等气血不足

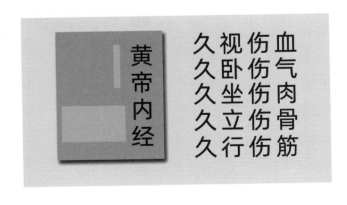

表现。适当运动有助于气血流通，脏腑功能正常，气血津液的生成就可满足人体的需求，自然而然有助于补养肝血。科学也证实了，适当运动可促进胃肠道功能蠕动，从而促进消化，也就是中医所说的运动健脾。

　　既然我们知道了运动可以活血，进而养血，那么慢性肝病病人，肝血不足时适合什么样的运动呢？目前并没有专门用于补养肝血的运动方法，像散步、慢跑、打太极、游泳、瑜伽、放风筝、蹬自行车、跳广场舞以及不剧烈的球类运动都是很好的选择。也可以遵循"三、五、七运动法则"，即每天至少花 30 分钟走 3 千米，每周五次，保证心跳 + 年龄 =170。

　　（1）散步或慢跑：在身体可耐受的情况下，可选择慢跑，但是对于本身有基础疾病的病人来说，散步相对慢跑要更安全，过强的运动也会给身体造成负担，在散步的过程中，也可以"散心"，且以晚饭后半小时散步最佳，散步后微微出汗即可。

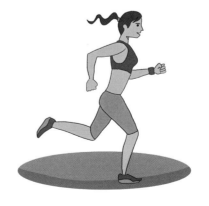

　　（2）打太极：太极拳讲究"动静之机"，静中有动，动中寓静，而气血的补充和滋长，恰恰在动静之间得以实现。常打太极不仅可使肌肉、

筋腱和骨骼更加强劲，更能使人体气血和经络疏通，有健脾、补肾、调肝的功效。此外，还可修身养性，有助于调节人的情志。

（3）游泳：适当游泳能有舒经活络，加快全身血液循环，使身体得到充足的气血滋养。同时也可以缓解压力，消除不良情绪，减轻肝脏负担，从而起到保护肝脏的作用，对于肝病病人来说，饭后适当地游泳，能够辅助治疗肝病，帮助身体康复。

拒绝熬夜，不要成为夜猫子

你是不是经常熬夜？每天上班或者学习，晚上好不容易可以休息一下，总觉得只有晚上休息的时间才是自己的，于是乎你开始玩游戏、看小说或者刷剧。但是时间久了，你是不是发现自己白天开始出现头晕乏力？上课或者上班注意力不集中、做事

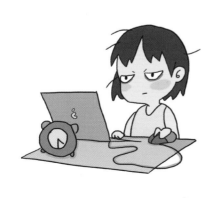

情效率降低？容易发脾气？脸色也开始变得黄？甚至开始长痘痘？有的人还会出现口眼干燥、经常便秘等情况？你知道自己怎么了吗？其实你也知道熬夜伤身体，你只是不知道熬夜对自己的伤害到底有多大。

其实人的身体就像是一

个国家，虽然每天都在不停地运作，但每一个脏腑器官都有自己的分工，每个时间段也有不同的工作任务。心脏负责泵血、肺脏负责呼吸、胃肠道负责消化，肝脏作为一个重要器官也承担着很重要的任务。我们前面都有提到过，肝脏主疏泄、主藏血，与情志、饮食、气血津液的运行都密切相关。如果肝脏功能异常，人的情绪、饮食等都会受到影响。到了夜间的时候，人的活动相对减少，全身脏腑的工作量其实是相对较少的，你可以认为它们是在休息阶段。那么夜间的肝脏其实也是处于自我调息阶段的，而且中医也认为凌晨 1 点到 3 点是肝经气血最旺盛的时间段，这个时间段你可以认为是肝脏精神状态最佳的时候，就好像你躺在床上休息的阶段，你是不是也不希望这个时间段不被打扰？没错，这个时间段也是肝脏不喜欢被打扰的时候。而且你要在晚上 11 点之前就做好让肝脏休息的准备，一个休息好了的肝脏，才能在工作时间更好地完成它的工作量，所以我们还是不要熬夜为好。否则肝脏没有得到足够的休息时间，其功能就会出现问题。其次，你在夜间活动的时候，也是需要消耗能量、耗伤气血的，所以你相当于在给自己的身体加班，久而久之自然就会觉得很疲惫，工作效率降低甚至不工作。就好像你工作压力过大，想要辞职是一个道理。当你开始觉得身体不适，出现症状的时候，其实就是肝脏在向你发牢骚，如果你不及时处理这个问题，那么你和自己的身体之间的关系将越来越差。所以我们需要养成一个良好的生活习惯，在给予身体脏器优质的营养的同时，给予它们合理的休息时间（适当休息、按时睡觉）。

怎样才算合理、规律的作息呢？遵循以下几点即可：一是早睡早起：夜间11点之前睡觉，保证每天不少于7小时的睡眠时间；二是中午适当休息：半小时左右即可，午休时间过长，也是不利于身体健康的。也可以结合《黄帝内经》十二时辰养生法规律作息：

卯时（5点至7点）为大肠经当令时间，应该要养成解大便的习惯，把体内毒素排出去。

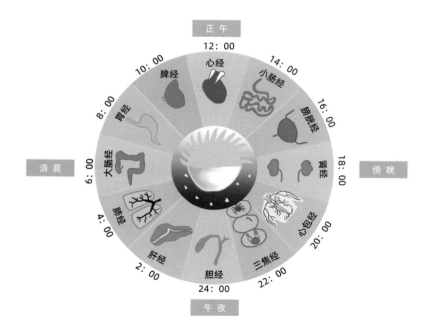

辰时（7点至9点）是胃经旺盛时期，应该进食早餐，适当运动，按摩腹部促进消化。

巳时（9点至11点）脾经最旺，气血充足，可从事脑力或者体力活动，但要注意劳逸结合，工作学习之余可适当休息。

午时（11点至13点）心经当令，是天地气机的转运点，阳气达到顶峰后下降、阴气到达低点后上升，是阴阳的变化。人们可以在午睡中适应外界的阴阳变化。且休息后心脏得到适当休息，而心与神关系密切，所以午睡后人的精神状态会更加饱满。

未时（13点至15点）小肠经接班，小肠主要是吸收脾胃消化后的食物精华，这个时候小肠进一步吸收营养提供给全身，所以人的精力相对充足，适合工作和学习。

申时（15点至17点）膀胱经最为活跃，膀胱经为太阳经，阳气充足，所以这个时候人的思维比较灵活，是学习和灵感迸发的最佳时间。当然，因为膀胱主要是储存尿液和排泄尿液的，所以这个时间段可适当多饮水，保持排尿顺畅。

酉时（17点至19点）为肾经旺盛时间，宜补肾，肾虚在此时补肾最佳。肾病忌咸，所以晚上饮食要清淡。饭后半小时可散步、泡脚、看电视。不可过分劳累。

戌时（19点至21点）：为心包经活跃的时候，心包其实就是心脏外包膜，临床与脑功能关系密切，此时应该静心养生、不可思虑过多。刷牙洗脸、洗澡等，做好睡前准备工作。

亥时（21 点至 23 点）：这个时候是三焦的工作时间，三焦其实就是全身气血运行的通道，三焦通则全身气血顺畅，脏腑功能可正常运作。可稍微活动后卧床休息，并确保 23 点之前进入睡眠状态。

子时（23 点至 1 点）、丑时（1 点至 3 点）、寅时（3 点至 5 点）分别是胆、肝及肺脏的当令时间，这个时候处于深度睡眠阶段。

第七章
清肝火

　　《素问·灵兰秘典论》曰："肝者，将军之官，谋虑出焉。"将肝脏比作将军。且肝脏在五行中属木，具有升发的特点，与春气相关。肝脏本身功能也很强大，可调节气机、促进消化、调节情绪、调节冲脉和任脉（与月经和生殖相关），所以可见肝脏的功能是非常强大的，具有阳的属性，所以当肝功能异常时，就好像是一个发怒的将军，会出现肝气不舒而郁结化火的表现，我们称之为肝火。当然，这种火也分虚火和实火。这里主要讲肝火旺盛的实火，主要表现为：头目胀痛，头晕目眩，面红目赤，口干口苦（胆汁的味道），急躁易怒，失眠多梦，便秘，小便发黄，舌

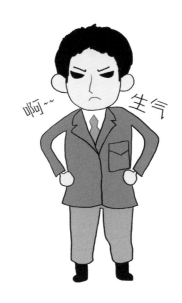

红、舌苔发黄、脉搏变快等。当火气旺盛到一定程度，可能灼伤经脉，可能会出现耳痛流脓、胸胁部灼痛等不适。当你出现上述症状，说明你可能存在肝火旺盛的情况，那么就需要清除体内郁结的肝火。接下来我们将教你几招清肝火的方法。

用美食祛火

1. 苦瓜排骨汤——清肝火之宝藏

苦瓜性寒，味苦，又称"凉瓜"，可清热泻火、滋肝明目。苦而性凉，则可泻火，火热被清除，则阴液就可以得以保留，所以苦瓜可以泻热存阴，从而起到滋肝明目的效果。阴液得到保存，则血液也相对增多，又解除了火热对气的消耗，所以苦瓜也可养血益气，但其本身并没有滋补的功效。但寒凉败胃，所以脾胃虚弱的病人应该少食苦瓜。排骨为血肉有情之品，具有滋阴壮阳、益精补血的功效，可中和苦瓜的寒凉之性，健脾养胃，从而

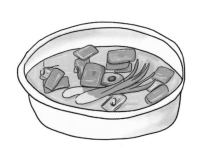

减轻苦瓜对胃肠的刺激。苦瓜和排骨合用，制作成苦瓜排骨汤，具有清热解毒、清肝明目的效果。现代研究也表明，苦瓜具有促进饮食、消炎退热、抗癌防癌、降血糖的作用。

[准备材料] 排骨 400 克，苦瓜 200 克，鸡蛋 1 个，香菇 20 克，香葱 2 根，生姜 1 块，面粉适量，料酒 1 大匙，五香粉 2 小匙，精盐 2 小匙。

[制作过程] ①排骨洗净后砍成块，撒上五香粉，再在排骨两面拍上干面粉，鸡蛋打匀涂在排骨上面；②苦瓜去籽洗净，切成厚片；③香葱洗净切段，生姜洗净切片；④香菇泡软洗净；⑤把排骨放在砂锅底部，两边放上香菇；⑥加料酒、水、香葱段、生姜片，用小火焖 40 分钟；⑦加精盐和苦瓜再炖 15 分钟，即可。

2. 清热降火鲜豆浆

豆浆，是将大豆用水泡后磨碎、过滤、煮沸而成。大豆性平、味甘，研磨后更易消化吸收，具有清热解毒、养阴生津、健脾益气的功效。可用于肝火旺盛、津液耗损的病人。现代研究也指出，大豆中富含蛋白质，可以补充人体所需的必需氨基酸，有"植物奶"的称号，经常食用可增强人体免疫力。其中富含的可溶性纤维，可以促进胃肠蠕动，从而润肠

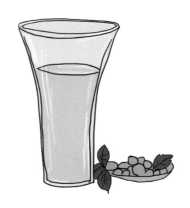

通便，预防便秘。此外，大豆中还含有卵磷脂，可降低血管中的胆固醇，从而预防动脉粥样硬化，降低心血管疾病的发生概率。还可以清除肝内多余的脂肪，预防脂肪肝。

[准备材料] 青大豆 250 克，清水 1000 毫升。

[制作过程] ①将青大豆用水清洗干净后沥干水分；②将清洗干净的大豆倒入豆浆机；③在豆浆机内放入适量的水，加盖，启动豆浆机；④打浆结束后倒入杯中即可。可根据自己的口味放少许盐或者糖。

你不知道的运动祛火方法——让你焕发活力的"蝴蝶式"

前面我们提到，运动具有运行气血的效果。"蝴蝶式"作为瑜伽的黄金体式，恰到好处的运动到了人体最难运动到的部位——髋关节，而这个部位也是肝经循行的部位，我们都知道气行则血行、气郁则易化火，"蝴蝶式"在疏理肝经的同时，还可疏泄郁结的肝火，从而达到清肝泻火的目的。适合于肝气郁而化火的病人，生活中以情志抑郁、胸胁胀满等症状多见。配合穴位按摩使饮食调补，驱火效果更明显。

具体运动步骤如下：

臀部下方垫一个薄毯子，双腿弯曲，脚心相对，脚跟往会阴

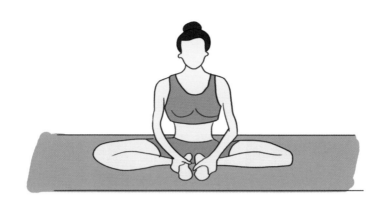

部靠，双手抓住脚尖，膝盖向两侧打开，尽量往地上贴，背部要挺直，双膝有节奏地上下振动。每天 10 分钟。有些人髋部比较紧，做起来会有些难度，宜缓宜轻，循序渐进。

好的生活方式也可以清火

你有没有发现，你在生气的时候会出现胸部胀满、头胀头痛、两目胀痛等不适，更甚者会有青筋暴露、吐血、昏厥等症状？我们同时也发现，生活压力大、经常熬夜的人，脾气总是不太好，还容易长痘痘、眼睛干涩、记忆力减退、有的还会出现便秘等表现。有些月经期的女性也总是爱发脾气。这是为什么呢？

我们都知道肝脏在五行中属木，与春气相通，具有调畅、舒展、升发的特点。中医认为其为"将军之官"，是一个条理分明

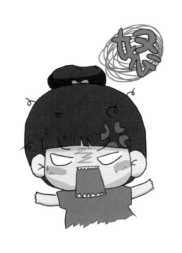

的脏腑。它调理气机、调节胆汁的分泌、调畅情志、调节血量，无一不是在疏通、舒展。当肝脏功能受损的时候，就不能起到调节气血津液及情志的作用，则人容易出现气机的不畅，而出现"胀、闷、痛"的表现。而发怒是人体情绪激动时的一种情绪变化，中医认为这种情绪需要肝血、肝气进行转化。适度的怒气发泄对维持人体的生理平衡也是有好处的，可以避免情绪郁结而影响肝脏的疏泄功能。但是长期生气会导致气血郁结，过度生气容易引起气血逆乱，都不利于肝脏疏泄功能的发挥。且肝脏本身具有升发，也就是向上的特点，所以生气很容易"上头"，表现为头目胀痛，另外肝经循行头顶及侧胸部，所以你就会觉得胸部有胀闷感。至于有的人吐血甚至晕厥，是因为气血逆乱导致过多的血上冲头部。然后生活压力大的人情绪时常低落，与生气相类似，只要是长期的不良情绪的累积，对肝脏都是一种伤害。熬夜确实有碍肝脏功能的发挥，容易使人失去对情绪的控制力，表现为易怒。

由此可见，适度的情绪发泄可以疏肝，长期压抑自己的情绪或者过度释放情绪，都容易导致肝脏功能出现异常。那么我们如何适度发泄自己的情绪，减少不良情绪的聚积呢？

　　首先，学会放过自己，制定现实可行的目标及计划，尽可能减少自己给自己制造的压力。其实，学会放过别人，反省自己，尽可能减少别人给自己带来的负面情绪。然后，除了处理人与人之间的，自己与自己之间的纠纷，我们也可以通过运动的方式舒缓自己的情绪。生命在于运动，是因为运动有助于阳气的升发，促进气血的运行，气血运行顺畅，则郁结之气也会随之消散。所以我们也要学会多走一走、多看一看。除了运动之外，我们也可以看一看温馨的动漫或者电视剧、搞笑的电影，还可以唱歌、饲养宠物，这些对于调节不良情绪都有很好的作用。

第八章
疏肝郁

从饮食出发

生活中，我们自己或者身边的人，有时候会有这些情况：因为一点小事不顺心，就长吁短叹；和别人发生矛盾时连连叹气；平时没事的时候，总忍不住隔几分钟就叹一口气。这种经常性、不自觉的叹气并非好事！在中医理论中，叹气被称为"善太息"，是肝气不舒、气虚瘀滞的典型表现。长期得不到改善，还容易养成肝郁体质，形成恶性循环。

1. 肝郁的特点

（1）心烦抑郁

肝脏气机郁结滞留在体内，不好的情绪也会积存在心里，压制久了还容易情绪失控。另一方面，由于肝郁得不到纾解，也会使人变得越来越多疑、焦虑、烦躁不安。

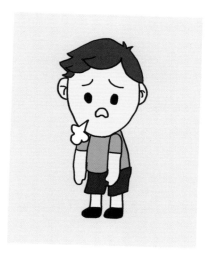
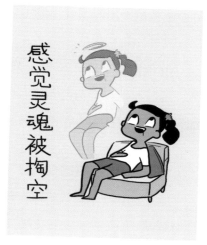

（2）失眠多梦

肝郁者很容易有入睡难、易惊醒、多梦等情况，严重时可能发展为睡眠障碍。就算睡眠时间充足，仍然得不到良好的休息，而休息不好反过来也会加重肝脏负担。

（3）脾胃失调

心情不好的人经常胃口也不好，属于"肝气犯脾"，即肝气郁结影响了正常的消化和吸收，引起脾胃失调的症状。肝气不疏泄，我们就无法从食物中获得足够的营养，所以肝郁者可能出现形体消瘦或有体重减轻现象，自身免疫力也随之降低。

（4）胸胁胀痛

肝脏位于胸胁部位，肝气郁结容易导致气滞血瘀，可能引起胸胁胀痛、呃逆、恶心等不良反应。肝郁者为了缓解胸胁胀满，才会下意识地不停叹气，但还是治标不治本。

（5）困倦乏力

肝气瘀滞会让人感觉困倦乏力、精力不济，整天都昏昏欲睡、反应迟钝。特别是老年人，肝气郁结还会加速大脑老化，增加患阿尔茨海默病（老年痴呆）的风险。

2. 应对肝郁的饮食治疗

（1）山楂，顺气活血，血瘀体质，可用山楂煮红糖水喝，活血解郁。

（2）乌梅冰糖煮水，滋阴、健脾理气，夏日常喝，效果很好。

（3）金银花、菊花、炒决明子；将三者泡茶可降火，亦有轻微疏肝理气之功。

（4）玫瑰花有疏肝理气的功效，可用玫瑰花泡茶饮。

（5）萝卜，顺气健胃、祛寒消痰，青萝卜疗效好，红皮萝卜次之。胃寒女性，排骨或牛肉炖萝卜汤吃。

（6）莲藕不仅散发出一种独特清香，还能健脾止泻，开胃和中。

（7）红枣莲子玫瑰粥。准备5颗红枣，10克莲子，20克黑芝麻，50克生麦芽，50克高粱，10克玫瑰，把上面的这些食材洗干净以后放进锅里面，用小火煮成粥，适量服用就可以了，可以达到很好的益气养血和疏肝解郁的作用，平时郁郁寡欢或者失眠多梦，食欲不好，心情烦躁的人都是非常适合食用的。

（8）佛手猪肝汤。准备适量的合欢花、佛手、猪肝、生姜和盐。把合欢花和佛手片放进砂锅里面煎煮，煮沸大概 20 分钟以后去渣取汁，然后再把猪肝洗干净，切成片状，加入生姜末和盐等搅拌均匀略腌片刻，再倒入煮开的汤汁中煮 1 ~ 2 次沸腾就可以了，每两天喝一次，可以起到很好的疏肝理气和活血化瘀的作用。

转换心情的好帮手——运动

《素问·五常政大论》曰："肝藏魂，主怒。"怒是人在情绪亢奋时的一种情志活动的反应形式。怒气产生的负能量会从"心"经由相克的途径，往其他脏腑发展："心属火，肺属金，火克金"。怒气的负能量会从心转到肺，如果停留在肺，将会造成严重的肺积水。

正常的情形下，如果血气能量充裕，身体会将负能量进一步往下一个脏腑转移。"肺属金，肝属木，金克木"，怒气的负能量会循着相克的途径转移到肝脏，肝脏是人体再生能力最强的器官，足以承受怒气的负能量所造成的伤害。因此，当怒气发作时，肝就成为最终负能量着落的器官。

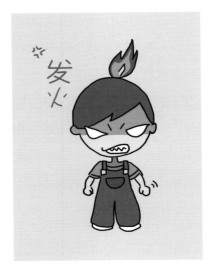
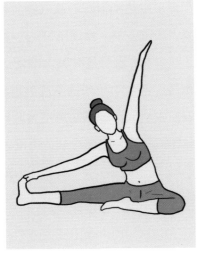

《黄帝内经·阴阳应象大论》曰："肝，在志为怒，怒伤肝。"怒就是生气的外在表现，生气的外在表现形式因人而不同，外向、性子急的人往往表现为怒，内向、性子缓的人往往表现为生闷气，因此爱生气的人是会伤肝的，生闷气的人更容易引起肝气郁结。当肝气郁结进一步发展，损及脾气，脾胃运化失司，出现痰凝或血行不利出现血瘀时，固定一处，就会形成结节或肌瘤，比如甲状腺结节，乳腺结节，子宫肌瘤，卵巢囊肿等。

当你生气时，你通过肝脏把怒气发出来，发出来你就舒服一些；当你受到委屈时，你通过流泪把情绪发出来，把眼泪流出来一些你也舒服一些；人的情绪跟健康密切相关的是通过肝脏的发泄。有了委屈要哭，有了怒气要发，有爱也要发出来，不要憋在肝里，很多人的肝病就是憋出来的。

那么当我们心情不好时怎样为肝脏减压呢？介绍几种锻炼肝经的方法，坚持每天练习，你一定能收到意想不到的效果。

1. 练习"横位拉筋"

"横位拉筋"有两种姿势：

（1）人平躺在床上或地上，两腿尽量向两边水平展开拉10分钟，这需要别人帮助拉开腿。

（2）仰卧在床上，双脚朝上，臀部和两条腿都贴在墙上，双脚尽量分开，如同英文字母"V"。

刚开始练习时，可能因为两腿不能分得很开而感到两腿内侧酸痛、紧张，还可能感觉到足底的脉搏噔噔跳动，经常练习，两腿就会越展越开，我们就能感觉身体气血流畅，全身都是暖暖的，做完心情很舒畅。

2. 做莲花逍遥式，通肝胆

莲花逍遥式，可以疏通身体两肋的肝胆经。取坐位，右腿伸直，左腿弯曲平放在地面上，左脚心贴在右大腿的内侧。然后，身体向弯曲的左腿方向扭转，右手去抓右脚尖，左手臂向天空的方向伸展，尽量使身体保持在一个平面内。持续1分钟，会感觉有一股暖流流向肋部，左右各练习8次。

3. 推肝经

用掌根从大腿根部推至膝盖处。也可握拳后，用四指的关节向下推。每次推 300 下。如果觉得疼痛受不了，或者怕划伤皮肤，也可涂一些有润滑作用的油脂。每晚推一推，疏肝理气，活血化瘀，去肝火，保养妇科，改善面部气色。

生活中调畅情绪

身体上的很多毛病，都是不良情绪导致的。我们大多数人都容易被情绪所困扰。

其实，大多数的不良情绪并不源于我们自己，而是别人传递出来的，我们内心的痛苦来源是吸入了过多的不良情绪。很多人认为接纳和包容可以化解不良情绪，可事实上，要真正接纳不好的情绪，真的太难了。因为这些东西本身不是自己的，强行去接受它反而会加重身体的负担。

不良情绪，多是在自己无意识的状态下就接收到的，比如说莫名其妙地不开心，大多数时候是因为接收到了他人的负面情绪。这种情绪需要立即清理掉，才不至于伤害到身体。我们可以把自己看成是一个管道，当有不好的能量传递过来的时候，我们要让它及时流出去，可以自己去打坐观想让不良情绪流出去。

找个舒服的姿势坐下来，单盘、散盘或双盘，先调整呼吸，

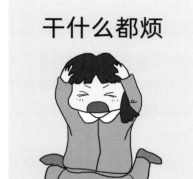
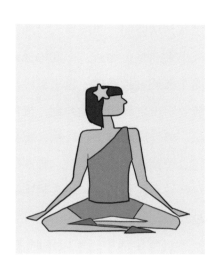

调整心情。把手掌向下，放在膝盖上。眼睛微闭或眼帘下垂。深深地吸气，慢慢地吐气。先从头部开始调整，向后收下巴，使头部保持中正，使颈椎两侧肌肉有向上、直达头顶的感觉。吸气的时候慢慢提起肩膀，感受脊椎向上无限延伸。呼气时，感受脊椎一节一节的，整齐舒适的落下来，如同宝塔一样。用心眼看着脊柱挺拔向上，其他部位都悬挂在脊柱上，感受其他部位向下放松。当你的身体调整好了就把注意力放在鼻子下面，感受呼吸时的热冷变化。随着你对热冷感知的越来越清晰，你的心也越来越稳定，呼吸也越来越平稳绵长。当你确定你的心足够清静时，你就可以进入下一步——观想。打开头顶百会穴，观想宇宙太空有一道光明的能量从天而降，从头顶进入身体。感受宇宙之光对身体的冲刷、滋养，感受宇宙之光，把身上深色的病气毒气、污浊之气，从臀部、腿部带入大地、滋养大地。你能观想到从身体里流出来的暗色物质，你能感受到身体部位越来越舒服。观想自己的头部越来越通透，越来越轻松，越来越舒服。这种舒服的感受随着宇宙之光能量的冲刷，慢慢地向下移动。感受脖子越来越轻松，感受肩膀越来越轻松，感受身体越来越通透，感受细胞越来越晶莹剔透。感受心脏、肺部越来越轻松，越来越有活力。感受双肾越来越有力量，越来越饱满。感受肝胆、脾胃和肠道都越来越舒服，越来越通透。

日常生活中还可以随时来杯玫瑰花茶，守住内心的那份宁静，赶走不良情绪！

《本草纲目拾遗》曰：玫瑰花能和血行血，理气，治风痹，乳痈，肿毒初起，肝胃气痛。

肝气不舒，最适合喝玫瑰花。肝主条达舒畅，如果经常生气，就会肝气郁结。就会有各种各样的症状。比如胸胁痛，月经量少，乳腺结节，甲状腺结节，脸上长斑等。而玫瑰花能行气解郁，就是能把肝气疏通，解开心中郁结。含苞待放的玫瑰花，到了体内之后，就能把体内郁结的能量打开，让能量能够迸发出来。

[代茶饮] 直接用玫瑰花泡水喝就行了。每天可以用15～20朵玫瑰花。玫瑰花没什么禁忌，所有人都能喝。

［配伍］

（1）玫瑰花 + 山楂，适合气滞血瘀的人。山楂能够消食化积，生用活血化瘀。

（2）玫瑰花 + 三七花 + 合欢花 + 枸杞子，适合气郁的人。这三种花都有疏肝理气、解郁安神的作用，所以针对气郁相对较严重的人群来用，非常合适。

第九章
平肝风

这几种饮食你知道吗?

　　37 岁的李先生在参加同学聚会时突然感觉一阵头晕目眩，站都站不稳，差点摔了一跤，幸好旁边的人及时扶了一把。李先生坐着休息了一下也就缓过来了，旁边的人还是不放心，劝李先生去医院检查一下。不检查不知道，到医院一量血压，血压有 145/92 毫米汞柱，李先生一下子紧张起来了，他平时身体挺健康的，也很少感冒，没道理血压会高啊! 经过医生的详细检查，最终诊断为肝阳上亢型高血压。原来李先生平素的性子比较急躁，再加上饮食习惯不好，喜欢吃些油腻重口味的食物，尤其喜欢喝酒，这样时间一长，血压也就上来了。

　　肝阳上亢型高血压是指本身就存在有高血压，并同时也有肝阳上亢的情况，最明显的症状就是头疼，而且还会有耳鸣或者是面部潮红的现象。引起肝阳上亢型高血压的原因有两个。第一个

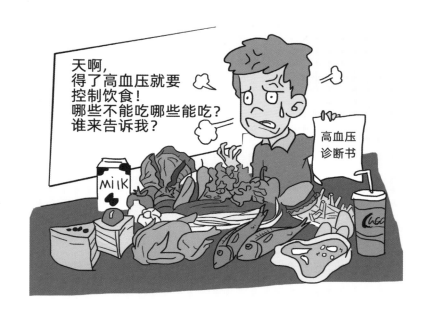

是内火过旺，这个一般是饮食因素。第二个是脾气暴躁，这样的人在生活中很容易生气，经常因为一点小事就大动肝火，没有合理地调控自己的情绪，时常出现情绪高低起伏的情况。一旦出现了肝阳上亢型高血压，除了针对病证的严重情况，采取药物控制血压之外，还要进行饮食调整，保持规律的作息，达到平肝息风的目的。

　　下面主要介绍一些饮食方面需要注意的事项。饮食要以清淡为主，多食新鲜蔬菜、水果，忌辛辣肥甘厚味及动物内脏，饮食有节，勿暴饮暴食，戒烟戒酒。平时可用菊花、枸杞子泡水喝，以清心除烦，有条件时可清蒸甲鱼以滋阴潜阳。接下来就介绍几个可以平肝息风的食疗方。

1. 养肝四物汤

[材料] 当归 3 克、川芎 6 克、熟地黄 6 克、炒白芍 6 克、何首乌 6 克、红枣 6 克，鲜鸡、排骨、盐各适量。

[做法] 将鸡块或排骨焯水后，加入所有中药材一起炖煮，煮至食材软烂入盐调味即可。

[功效] 此药膳具有滋阴、软便的作用，适合肝血虚、容易贫血的女性，以及体弱的老年人。需注意的是，为了避免补过头，建议女性不要在月经前 1 周食用，平常则建议每周 1 次为限。这样的一道食谱可以起到滋阴保护肝脏的作用，同时也有缓解贫血的效果。

2. 黄芪天麻炖嫩鸡

[材料] 母鸡 1 只（重约 1500 克），天麻 15 克，香菇 50 克，葱、姜、油、芡粉各适量。

[做法] 将天麻洗净切片，放入碗中，上笼蒸 10 分钟取出。鸡去骨切成小块，用油氽一下，捞出。葱、姜用油煸出味，加入清水约 500 克，倒入鸡块、香菇，用文火焖 40 分钟，加入天麻片，再焖 5 分钟，勾芡。

[功效] 平肝息风，养血安神。用于肝阳上亢之眩晕头痛，

风湿痹之肢体麻木、酸痛，中风瘫痪，神经性偏头痛，神经衰弱之头昏、头痛、失眠等症。

3. 天麻蒸鸡蛋

[材料] 鸡蛋 1 个、天麻粉 6 克，葱、酱油、盐、麻油各适量。

[做法] 将鸡蛋打入蒸盆内，葱切花，天麻烘干，研成粉。将葱花、天麻粉、酱油、盐、麻油放入鸡蛋蒸盆内，拌匀，加适量水。置于蒸笼内蒸 15 分钟即可。

[功效] 补养气血，活血止痛，养血安神。天麻属于一种中药材，可祛风通络，平抑肝阳。用天麻来煮鸡蛋能够有效地改善由于肝阳上亢，肝风内动导致的头晕目眩、头痛、心烦、失眠多梦，记忆力减退等症状。

4. 芹菜粥

[材料] 芹菜 100 克，粳米 100 克。

[做法] 芹菜连根洗净，加水煮，取汁与粳米同煮成粥，早、晚食用。

[功效] 芹菜和粳米一起煮粥，可以补充纤维素，并能促进食欲，还可以缓解由于肝火旺盛导致的上火问题，缓解头晕等症状。

给你惊喜的运动疗法

49 岁的王女士绝经已经有 2 年多了，既往有高血压病史，一直在服降压药，血压也一直控制的比较好。但自从绝经开始，整个人都感觉烦躁、失眠、多梦、头晕、耳鸣、皮肤干燥，最近一次自测血压为 150/90 毫米汞柱，血压波动较大。在这种情况下，王女士赶紧去了医院咨询。医生看到王女士如此紧张，安慰她说这个波动浮动不算很大，还是继续按之前吃的药来，先不着急变动方案，还告诉了李女士平常可以做些慢跑、跳操、打太极拳等运动。

俗话说得好，生命在于运动，而高血压病人更不例外。这些人群可以做些以大肌肉群参与的，同时又比较舒缓的有氧运动，比如气功、太极拳、步行、慢跑、广场舞、游泳、娱乐性球类运动等，可以增加运动耐量。每周宜锻炼 5 ~ 7 天，最好是每天都坚持运动，每次活动时间从 10 分钟逐渐增加到 30 分钟。运动强度要以低强度为主，什么叫低强度呢？简单来说，就是感觉有体力付出，或微微出汗、运动后 10 分钟呼

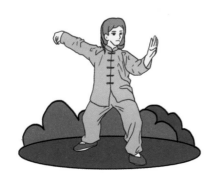

吸、心率恢复平稳。总而言之，运动时一定要量力而行，运动量逐渐增加，强度逐渐加大，时间也逐渐延长。不要一下子太着急，将运动量猛然提升，那样反而会适得其反，不利于身体健康。

　　季节气候对肝风内动病人血压影响较大，此证好发于秋冬季，春夏季虽有自然下降趋势，但因春夏多风，阳气上升，而肝属木应春，故此时肝阳易于上亢，所以不管是何季节，都应该加强身体锻炼。在运动前建议病人先进行心肺运动评估检查，找出无氧阈，在无氧阈运动范围内进行适当运动即可。否则，超过无氧阈的运动开始机体的无氧代谢，会诱发乳酸增多，运动后会出现各种不适，严重时还会对肝功能造成危害。平时除了打太极、散步、慢跑等有氧运动外，还可以进行力量训练和柔韧性练习。生活中的推、拉、拽、举、压等动作都是力量练习的方式。常见的形式有哑铃、杠铃、弹力带、借助自身重力的练习等。建议高血压病人每周进行 2 ~ 3 次力量练习，两次练习间隔 48 小时以上。与此同时，柔韧性练习也不能被落下，建议每周进行 2 ~ 3 次，在做柔韧性练习时，每次拉伸达到拉紧或轻微不适状态时应保持 10 ~ 30 秒，每一个部位的拉伸可以重复 2 ~ 4 次，累计60 秒。

　　太极拳对于防止以及改善高血压都是有明显效果的，因为太极拳在操作的时候动作比较柔和，能让身体的肌肉得到完全放松，而且在打太极拳的时候可以静心宁神，消除精神紧张对身体的刺激，避免血管收缩，从而促进血压下降。下面来介绍一下太极拳的几个招式。

1.　左右野马分鬃

（1）预备姿势：两脚开立，与肩同宽，膝部稍微弯曲。双手自然下垂，放在身体两侧。

（2）抱手收脚：上半身右转，重心移至右腿；两手掌心相对，右上左下，右手大体与肩平，在右胸前做出"抱球"的姿势。接着左脚跟抬起，转向右侧，眼看右手。

（3）转体上步：上半身左转，左脚向左前方上一步，脚跟轻着地，重心仍在右腿，两脚保持约20厘米距离。

（4）弓步分手：上体挺直，继续左转，重心移至左腿，屈膝前弓，右腿自然蹬直，成左弓步；同时两手前后分别向左上和右下两个方向分开，左手高与眼平，手心斜向上，右手按至右胯旁，手心向下，指尖向前，两臂微屈，眼看左手。

2.　白鹤亮翅

（1）跟步抱球：上体稍左转，右脚向前跟步，左手翻掌向下，左臂平屈于胸前，右手向左上划弧，手心转向上，与左手成抱球状，眼看左手。

（2）后坐转体：重心后移，右脚踏实，上体后坐并向右转，两手开始交错分开，右手上举，左手下落，眼看右手。

（3）虚步分手：左脚稍向前移，前脚掌着地，成左虚步；两手随转体慢慢向右上左下分开，右手上提停于右额前，手心向左后方，左手按至左胯前，手心向下，指尖向前；上体转正，眼平视前方。完成姿势胸不要挺出，两臂上下都要保持半圆形，左膝要微屈。身体重心后移，右手上提、左手下按要一致。

生活起居要注意

60多岁的诸大爷从2年前开始得了一种"怪病"，两只手莫名出现颤抖现象，几乎无法控制。尤其是在精神紧张的时候，颤抖尤为明显。俗话说得好"物极必反"，有时候遇见人，他越是在心中告诉自己"可不能抖啊，不能抖"，结果颤抖得越厉害。但是，等到放松的时候就好一些，睡着了的时候就更好了。发展到最后，除了手颤抖外，身体也出

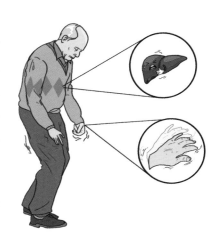

现了强直现象，活动受到限制，就连他说话的声音，都跟着颤抖了。无奈之下，诸大爷只好去医院诊治，西医诊断为"震颤麻痹"，在经过西药治疗后，不能说无效，但是只要停药，立刻就复发。苦恼的诸大爷后来寻了一位名老中医，这才解决了手颤这个"怪病"，原来是肝风内动引起的。

中医所讲的"风"，分为外风和内风两种。外风指的是外界的邪气，内风由内而生，多由脏腑功能失调所致，与心肝脾肾有关，尤其是与肝的关系最为密切。肝风内动，是指肝风不因外感风邪而动者，泛指因风阳、火热、阴血亏虚所致的以肢体抽搐、眩晕、震颤等为主要表现的证候。其主要有四个证型，分别是肝阳化风、热极生风、阴虚风动、血虚生风。一旦出现了肝风内动的症状，除了药物治疗以外，生活起居方面尤需注意，方能达到药到病除、事半功倍的效果。

（1）改掉坏脾气：一般来说肝风内动的人或多或少都有些容易冲动、脾气不好的问题，这是为什么呢？因为肝主疏泄，具有调畅情志的功能，再加上肝"喜调达而恶抑郁"，所以当人体生气时，最容易伤肝。在日常生活中要学会控制自己的情绪，忌暴喜暴怒，保持积极乐观的心态，不要杞人忧天，思虑过度。可以听一些欢快的轻音乐来放松心情，多与别人交流沟通，不把什么事情都闷在心里，学会合理释放自己的情绪。

（2）科学饮食：在饮食上宜清淡，少量多餐，食量勿太过或不足。食物性以偏凉为好，如芹菜、萝卜、海蜇、紫菜等。少吃油腻、厚味辛辣和助风动火之品，如葱蒜、辣椒、公鸡等。多吃新鲜蔬菜、水果。秋冬季可进滋补肝肾之品，如鳖鱼、淮山、栀子。春夏季则宜甘凉清淡，如桑叶、菊花或钩藤、莲子心泡水代茶饮，以清心除烦，止渴助眠。严格控制烟酒的摄入，最好是戒烟戒酒，如果一定要喝，那就做点预防措施，饮酒前尽量多吃些食物垫垫肚子，食物下肚后可以在胃黏膜、肠黏膜上形成一层保护膜，不但保护肠胃，也能阻碍部分酒精进入血液，降低醉酒程度。

（3）坚持锻炼：运动可以强身健体，提高机体免疫能力，适量的运动还可以释放压力，舒缓紧张的情绪，放松心情。可以做一些舒缓的运动，比如散步、打太极、做体操等。在运动的时候动作一定要合理、科学，避免一些比较危险的动作，同时在运动的过程中要时刻关注自己的身体，强度和幅度不宜过大，防止身体拉伤等。

（4）日常起居要注意：避免长期过度紧张的工作和劳累，学会适当放松，劳逸结合，不让身体长期处于紧绷状态。早睡早起，保证充足的睡眠，不可熬夜，熬夜对身体的伤害很大。平时动作宜轻柔和缓，尤其是在卧位或蹲位时不可猛然起立，以防跌仆。养成规律的生活习惯，多饮水，保持大便通畅。

第十章
祛脾湿

日常生活祛湿

　　《内经》曰："百病皆由上中下三者，及论形气两虚，即不及天地之邪，乃知脾胃不足，为百病之始。"李东垣《脾胃论》曰："天之邪气，感则害人五脏，八风之邪，中人之高者也；水谷之寒热，感则害人六腑，谓水谷入胃，其精气上注于肺，浊溜于肠胃，饮食不节而病者也；地之湿气，感则害人皮肤筋脉，必从足始者也。"湿为万恶之邪，现代人的很多病都是由湿邪引起的，采取合理的祛湿方法，可以改善许多由湿邪导致的不适症状。"湿"是指消化系统运作失宜，导致水在体内的流动失控以致津液停聚而形成内湿。简单一句话，湿就是身体里积聚了太多无法正常代谢掉的水液。

　　现代人生活习惯不好，喜欢喝冷饮冰啤，喜欢吹空调电扇、喜欢熬夜，很晚才洗澡上床睡觉，这些不良习惯导致大多数人都

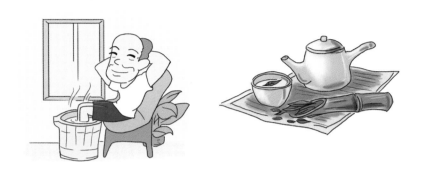

是痰湿体质。湿气堆积体内，身体越发虚胖浮肿，肚腩越来越大，怎么减都瘦不下来！中医认为，虚胖其实是脾虚湿气重导致的。脾主运化，如果脾虚运化失常，湿气淤积，身体越发虚胖浮肿。《黄帝内经》记载：脾主运化，想要根除湿气，关键在脾脏，脾脏主管水的运化，脾脏健康了，湿气自然消除！

1. 身体湿气重的表现

（1）湿气上浮：舌苔黏着一层厚厚的白糊，嘴里飘出难闻的气味，自己都被熏到反胃，严重时甚至连唾液也是苦的。

（2）湿气下沉：大便黏腻不成形，每次上完厕所都要使劲刷，湿气不除，毒素垃圾堆积，气色差，脸上斑点多，看着比同龄人老了十多岁。

2. 湿气重还容易侵入关节

（1）关节肿胀酸痛难忍。

（2）平时上下楼梯、下蹲都不敢使劲儿。

（3）遇到阴雨天，根本出不了门。

3. 用最舒服的方式——泡脚排湿除热

脚是我们所有穴位最密集的地方，脚上穴位可以对应所有经络和器官。泡脚过程中，药性通过皮肤进入经络和血液，药性可以改变气的状态，从而可以调整纠偏人体整体的状态。而且它不用喝，对于脾胃不好的朋友，和那些相信中医却又吃药怕苦，扎针怕痛，艾灸怕麻烦的朋友们，坐在家里舒舒服服泡一泡脚就把身体调好了，光想一想就觉得很美好。

4. 姜枣茶祛湿

喝水都胖的人是身体的湿气太重，水肿了。尤其是夏天，天地之间的湿气很重，再加上身体里面的湿气，内湿外湿轮番夹攻，身体肯定吃不消。这时，你会头重如裹，萎靡不振，老想睡觉，严重者会出现暑湿感冒，上吐下泻，四肢酸痛，茶饭不思等。这个时候姜枣茶就派上用场，姜枣茶祛湿效果很好哦，湿气一去身体还会变苗条。

5. 三子养亲汤：莱菔子、苏子、白芥子

三子养亲汤出自《韩氏医通》，作者韩天爵，明代医家。这个方子有广泛的适用性，三味本草都是菜园子里的东西：莱菔子就是萝卜子；苏子是紫苏的种子；白芥子是芥菜的种子。苏子能宣畅气机，降上逆之气，气降而痰不逆；莱菔子消食导滞，也能降气，还能健胃消食，使人胃口大开，吃东西容易消化；白芥子能理气，温化寒湿，它不但能温肺利气，而且善散"皮里膜外之痰"："痰在胁下及皮里膜外，非白芥子莫能达。"三味本草都是植物的种子，种子有油性，能滋润，且种子的性质都是往下降的，能通便。"三子"皆为行气之品，根据"以消为补"的原则，合而为用，相得益彰。

用膳食祛湿

你可能不需要减肥，但可能需要祛湿，或者某一个阶段你需要祛湿。如果你比较胖，多半有湿气，因为胖人多痰湿。但并不意味着瘦人就没有湿气了。

湿气重的舌象表现：①舌头中间脾胃区苔白或黄厚腻；②舌上布满白苔，舌头两边有明显的齿痕。

湿气：是中医六淫之一。其实就是身体里面的水太多了，但

是千万别把湿气等同于水，因为湿气有无形与有形之分，有形的就是多余的水，无形的是弥漫在身体各个部位的类似水蒸气一样的东西。湿气常常与风邪狼狈为奸成为风湿，与寒邪勾结成为寒湿，与热邪抱团成为湿热。古人曾用"如油裹面"来形容湿邪的顽固难解，所以有人又说：千寒易去，一湿难除。对付湿邪我们一定要打持久战。

湿气的危害：湿气是阳气的敌人，养生就是养阳气，湿气会阻碍阳气的运行、升发、流动，从而让我们全身的气血流动缓慢。当你阳气不足的时候一定要想到是不是身体湿气太多了，当你身体湿气太多的时候一定要想到是不是阳气不足了。

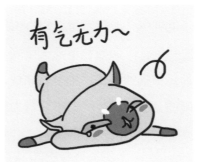

1. 湿邪的来源

（1）多数人的湿邪都是吃出来的。喜欢吃甜品、喜欢吃肉、喜欢喝冷饮……

（2）不运动也容易生湿。

（3）还有久居湿地也容易招惹湿邪。

2. 湿邪的特点

（1）湿气容易下沉：俗话说人往高处走，水往低处流。湿气属于阴邪，有水的性质，所以容易下沉，喜欢侵袭阴暗的部位，比如下肢、关节、脚趾等。

（2）黏腻不爽：因为湿气是一种阻碍气血运行的邪气，所以会让身体各种不爽，比如头发不爽，油腻腻的；舌头不爽，总觉得脏兮兮的；口腔不爽，总觉得黏糊糊的；脸上不爽，油乎乎的；大便不爽，特别黏马桶或者不成形；还有女性的白带不爽，总之身体出现不爽利的症状都是湿邪惹的祸。

（3）非常重浊：湿气是一种浊物，所以会让你感觉很沉重。让你感到头很沉重，像裹了一块湿毛巾一样，让你的四肢感觉很沉重，如灌了铅一般，让你的腰感觉像挂了五千个铜钱一般，让你的身体感觉很沉重。

3. 祛湿的错误方式

（1）祛湿不等于利水，不等于利尿。用红豆薏米祛湿，暂时会有一定效果，但是红豆薏米就是利水，只解决湿气的去路，并不解决湿气的来源，何况薏米偏寒，天天喝、长期喝很容易伤脾胃伤阳气。

（2）祛湿不等于出汗。天天去汗蒸馆出一身大汗结果湿气没有去掉，反而把自己弄得心血虚，因为汗血同源，汗为心液，正常的出汗是排毒，过度的发汗损失的是心血啊。

4. 祛湿的正确方法

（1）健脾，健脾为祛湿第一要务。诸湿肿满皆属于脾，脾虚才是湿气源源不断产生的根本原因。可是现在很多人一边在祛湿，一边在损害脾胃，产生的湿气比去掉的湿气还要多。

（2）祛湿要借助阳气，注意升举清阳，因为湿为阴邪，需要阳气来化。阳气一升，湿气就会消散。就好比太阳一出来，乌云就会散去，阴霾就会消失，大地变得干爽。阳气是湿气最好的克星。

（3）利水可以祛湿，是治标不治本。利水祛湿就好比给一个城市修下水道，一个城市的排水系统修得好就不用担心洪水。

（4）祛湿要补气行气，只有气足了气顺了，身体的湿气才更容易去掉。中医把这种祛湿的方法叫作风胜湿。就好比一块湿毛巾在没有阳光的情况下吹风机就可以让它干爽。补气行气就等于给身体刮一阵风，让风把这个湿气吹掉。尤其是肝气郁结的人，祛湿的时候别忘了行气理气。

（5）芳香可以化湿。湿气是一种污浊的东西，芳香的东西可以抵抗污浊，芳香的食物或者药物可以叫醒人的脾胃，让脾胃健运起来，让脾胃打起精神干活，这样湿气就容易被运化掉。所以，古人有一个很优雅的祛湿的方法就是闻香，在潮湿的屋子点燃一根香，让香气缭绕屋子。

（6）解表可以祛湿。把身体的毛孔打开，微微出汗，把湿气排出去，而不是汗蒸大汗淋漓。

祛湿最好的方法是管住嘴，迈开腿，情志舒。适合你体质的方法才是最好的方法。

中成药参苓白术散是一个比较好的祛湿方。对于不想吃中药的人来说，药膳食养也是不错的选择。

（1）健脾祛湿粥

[材料] 白扁豆，山药，粳米。

山药味甘性平。归脾、肺、肾经。可以益气养阴，补脾肺肾。用于脾虚气弱，食少便溏或泄泻。本品既补脾气，又益脾阴，且兼涩性，能止泻。白扁豆甘，微温，归脾、胃经，可健脾化湿。用于脾虚有湿，体倦乏力、食少便溏或泄泻，以及妇女脾虚湿浊下注、白带过多。白扁豆补脾不腻，除湿不燥，故为健脾化湿良药。

（2）祛湿养生汤

[材料] 荷叶，冬瓜，猪骨。

荷叶性味甘、微苦、平。可解暑、清热、利湿，有健脾开胃、降血脂、降胆固醇的作用。

冬瓜性凉，其性味甘、淡、凉，入肺、大肠、小肠、膀胱经，具有润肺生津、化痰止渴、利尿消肿、清热祛暑、解毒排脓的功效。

（3）祛湿利水之泥鳅赤豆瘦肉煲

[材料] 泥鳅，赤小豆，瘦肉。

赤小豆，味甘、酸，性平。归心、小肠经。利水消肿，解毒排脓。用于水肿腹满、脚气浮肿。赤小豆性善下行，能通利水道，使水湿下泄而消肿。

（4）神奇的田七芡实龟肉汤

[材料] 田七，芡实，龟肉。

芡实，味甘、涩，性平。归脾、肾经。具有补脾去湿，益肾固精的功效。用于脾虚泄泻，日久不止。芡实甘平补脾，兼可祛湿，涩能收敛。

运动祛湿好方法

《医学正传》曰："湿在上，宜微汗而解。经日湿上甚而热，治以苦温，佐以甘辛，以汗为故而止也……湿在中下，宜利小便，此淡渗治湿也。湿在下，宜升提之。湿有自外而入者，有自内而得者，阴雨湿地，皆从外治，宜汗散，久则疏通渗泄之。"

　　在我们的身体里，水占了 70% 以上，皮肤、肌肉层、各种组织、血液、脏腑都有水，全身都需要水。湿气就是水汽，它滋润着我们全身的脏腑和组织。但是湿气超过身体需要的量，多余了就成了废物。痰是湿气进一步凝聚而成的，就是身体里湿气太多了，排又排不出去，人体为了自保，启动肺脏的排痰湿机制，通过肺脏的收敛作用，将湿气聚集成痰入肺，然后通过气道将痰排出去。中医把痰分为有形之痰和无形之痰。有形之痰就是吐出来的看得见的痰，无形之痰就是在身体里面没有形成实质的痰。

痰、湿、水在身体里有哪些危害？

　　（1）身体的水太多，水往低处流，流到腿上，就成了水肿。
　　（2）水堵在肾脏，就会引起肾功能异常，像尿毒症、肾功能不全等疾病。
　　（3）身体的湿气太重，就容易感染细菌或真菌，像皮炎、阴道炎、中耳炎、脚气、瘙痒、灰指甲等。
　　（4）水湿重，身体就臃肿肥胖。
　　（5）身体痰湿重就会导致脾胃运化能力减弱，脾胃能力减弱，痰湿就更多，这样就形成一个恶性循环。
　　"湿有自外而入者，有自内而得者，阴雨湿地，皆从外治，宜汗散，久则疏通渗泄之"。所以，运动出汗是一种不错的祛湿方法，尤其是对于一些长期待在空调间工作的人群来说，运动排汗能够极大地缓解湿气过重造成的身体困重的症状。懒于运动的人湿气就会郁结得快，坚持适量运动是保持身体健康的关键，运动可以有效缓解工作和生活压力，还可以加强机体阳气的提升，通过排汗的方式加速将体内湿气排出。每天坚持 30 分钟左右的运动时间即可达到良好的保健作用，比如打太极拳、八段锦、慢跑等。

太极拳属于中华国粹之一，通过太极拳的一举一动，舒筋、活血、通络，在舒畅筋骨的同时达到调理内脏功能的作用，可以健脾、补肾、调肝，让人体气血调和、气血流通、五脏通畅，功能得到明显的改善。长期打太极拳，对于改善一个人的精气神，

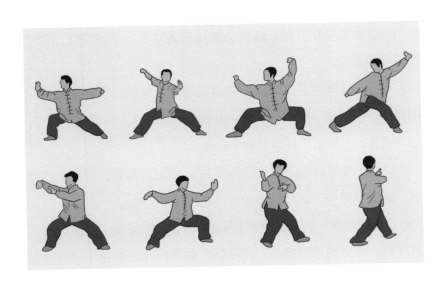

改善一个人的健康状态有着非常多的好处。坚持打太极拳，不求快但是动作尽量到位，而且心神统一，整个身心都会得到极大的改善。

　　八段锦是中国民间以肢体运动为主要特点的一套健身方法，在北宋已流传于世，在明清时期有了较大发展。八段锦属于健身气功，主要是通过呼吸的调整、身体活动的调整和意识的调整为手段，使气血与各种营养物质在经络内正常运行而送达人体的五脏六腑，保持四肢百骸、五官九窍的能量平衡，以达到强身健体、防病治病的目的。

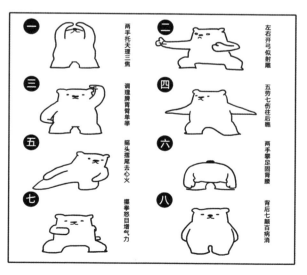

办公室八段锦

一　两手托天理三焦

二　左右开弓似射雕

三　调理脾胃须单举

四　五劳七伤往后瞧

五　摇头摆尾去心火

六　两手攀足固肾腰

七　攒拳怒目增气力

八　背后七颠百病消

第十一章
清热退黄

你不知道的饮食功效

　　56 岁的孙先生，近一周来眼睛、身体各处都渐渐发黄，刚开始表现得还不是特别明显，最近几天却越来越严重，甚至连小便看起来都像黄金一样，周围的亲戚告诉他，听说有人也是这样的症状，用茵陈煮粥喝就治好了，让他也试试，疑惑的孙先生不敢冒险，还是决定去医院求助，医生解释道："您这是黄疸，食疗是中医的一种治病手段，您所说的茵陈就是治疗黄疸的一种中药，煮粥泡水都有一定的效果，但您这个症状，还是要服用药物，配合食疗，疗效会更好"，听罢，孙先生终于解除了疑惑。

　　生活中有许多类似孙先生这样的病人，听闻民间有些可以治病的食材，但又怀疑是不是真的可靠，其实，食疗作为中医治病的一种手段，在协助治疗疾病时，确实颇有效果，尤其是在预防疾病上，往往会有奇效，接下来就以黄疸为例，给大家介绍几种退黄的食品。

1. 食材的神奇功效

（1）芹菜：芹菜有水芹、旱芹两种，而用于治病药用，一般选用旱芹，又称作"药芹"，中医认为，芹菜性凉、味甘辛，又入肺、胃、肝经，具有清热解毒、平肝、利水消肿的作用，对于湿热黄疸有非常好的效果。

（2）螺蛳：夏季的时候，夜宵摊上总是有几样火爆的菜品，螺蛳就是其中之一，但您知道螺蛳还有这些功效吗？中医认为黄疸者多有湿邪，螺蛳甘寒，具有清热、利水、明目的作用，故螺蛳可以退黄。《小山怪证方》曾有记载：治黄疸吐血，病后身面俱黄，吐血成盆，诸药不效：螺十个，水漂去泥，捣烂露一夜，五更取清服二三次。

（3）马兰头：其味辛，性凉，具有凉血止血，清热利湿，解毒消肿的功效，用于治疗吐血、崩漏、水肿、黄疸等。《本草

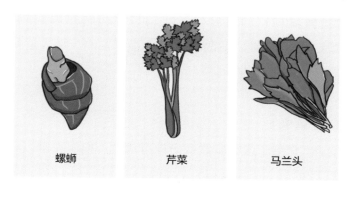

螺蛳　　　　　芹菜　　　　　马兰头

正义》曰："内服外敷，其用甚广，亦清热解毒之要品也。"因此黄疸病人也可以多吃马兰头。

2. 教你做退黄菜品

（1）茵陈羹：中医认为，茵陈是清利湿热，退黄效果十分显著的一味药材，也是中医方剂治疗黄疸的关键药材，《食医心镜》就有过记载：以茵陈细切，煮羹食之，生食亦宜，得了黄疸的病人可以用它做一道既美味又能治病的菜品。具体方法是将适量的茵陈放入过滤袋，水开放入茵陈、红枣、枸杞子等，在小火炖煮十五分钟后，加入适量的冰糖，五分钟后就可以享用这道美味的茵陈羹了。

（2）绵茵陈鲫鱼汤：比起茵陈羹，这是一道更适合端上饭桌的菜品，不仅可以祛湿、养肝，对黄疸、水肿、尿频都有一定的效果，同时肝火旺盛的人群也可以多食用。具体方法是，取鲫鱼一条，将其煎至两面金黄，然后向锅中加入绵茵陈30克，红枣一把，生姜几片，也可以根据自己的爱好加入枸杞子等食材，加水大火煲15分钟，后改小火煲1小时左右，加入适量的食盐，菜品就可以出锅了。

3. 注意事项

好了，介绍了这么多饮食的神奇功效，相信大家以后在家就能自己尝试制作了，但在这里还要提醒大家，治疗湿热黄疸的大部分食物都偏于寒凉，具有清热、泻火、解毒的功效，不建议长期食用，以免伤及人体正常的阳气；同时，食疗并不能取代药物，更多的是起辅助治疗或养生保健的作用，当疾病发生时，还是应该及时去医院就诊，在医生的指导下服用药物，切不可过于迷信偏方的作用。

给你讲讲运动退黄

36 岁的周先生最近十分苦恼，前不久出现了眼睛、身体、小便发黄的情况，医生诊断为黄疸，经过治疗后黄疸好不容易消退，可最近几天之前的症状好像又卷土重来了，无奈的周先生只得去咨询医生，经过了解，周先生需要长时间坐在办公室办公，加班到深夜时，就喜欢点一些烧烤、啤酒等外卖，吃完之后继续工作到凌晨，熬夜加班，不健康的饮食，加上长期不运动，这才导致了黄疸反复发作。所以这次，在药物治疗的基础上，医生也嘱咐周先生一定要保持适当的运动，不仅能强身健体，也能帮助消退黄疸。

1. 运动为什么可以退黄？

大家可能会疑惑，虽然经常听到"生命在于运动"，但从来没听说过运动可以消除黄疸，这是怎么一回事呢？中医认为，黄疸的发生关键在于湿邪，正如《金匮要略》曰："黄家所得，从湿得之。"湿邪就是贯穿黄疸的关键病因，湿邪既可以从外感受，如夏秋季节感受暑湿，也可以从身体内部产生，如长期食用肥甘油腻的食物，导致脾胃受损，运化失常，湿邪内生；再有黄疸日久，也会损伤脾胃，造成气血亏虚，湿邪残留，黄疸久久不能消退或者反复发作。

由此我们可知，治疗黄疸的关键就在于去除湿邪，中医认为，脾主运化，运化的其中之一就是水湿，当脾胃虚弱时，就会出现水湿内停，因此除湿的关键就在于健脾，而中医讲脾在体合肉，主肌肉四肢，意思是健脾可以带来强壮的身体，同样的我们也可以通过锻炼肌肉四肢来达到健运脾胃的目的，因此通过运动来除湿，最终达到预防和改善黄疸是有依据的。

2. 怎样运动？

大家需要注意的是，不能听到运动可以退黄，就盲目地去健身锻炼，在发病初期，肝脏已经处于受损状态，为了防止损害进一步恶化，此时我们应该以卧床休息为主，当进入恢复期或转为慢性化阶段时，我们可以适当进行一些和缓的运动，这里推荐给大家的是中医的五禽戏。

五禽戏是名医华佗所创的健身养生术，又称"百步汗戏"，而发汗是除湿最好的办法，其次，五禽戏动作柔和舒缓，非常适合病人锻炼，接下来就以其中主脾的"熊戏"介绍几种动作供大家学习：

（1）熊戏第一式：熊运

［做法］两掌握空拳成"熊掌"，拳眼相对，垂于下腹部，目视两拳；以腰、腹为轴，上体做顺时针摇晃，同时两拳随之沿右肋部、上腹部、左肋部、下腹部画圆，目随上体摇晃环视；后重复上述动作，改变左右方向，做完后，两拳变掌下落，自然垂于体侧，目视前方。

［要点］两掌画圆应随腰、腹部的摇晃而被牵动，要协调自然；两掌画圆是外导，腰、腹摇晃为内引，意念内气在腹部丹田运行，腰腹转动，两掌画圆，引导内气运行，可加强脾、胃的运

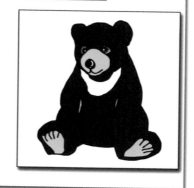

熊戏退黄

熊戏

状态：如熊样浑厚沉稳，松静自然的神志，笨重中寓轻灵

动作：熊运，熊晃

作用：加强脾胃运化功能，增强体力

五行对应：脾脏

化功能。

（2）熊戏第二式：熊晃

[做法] 接熊运式，身体重心右移；左髋上提，牵动左脚离地，再微屈左膝；两掌握空拳成"熊掌"，目视前方；身体重心前移，左脚向左前方落地，全脚掌踏实，脚尖朝前，右腿伸直，身体右转，左臂内旋前靠，左拳摆至左膝前上方，拳心朝左；右拳摆至体后，拳心朝后；目视左前方；身体左转，重心后坐；右腿屈膝，左腿伸直；拧腰晃肩，带动两臂前后弧形摆动，右拳摆至左膝前上方，拳心朝右；左拳摆至体后，拳心朝后；目视左前方；身体右转，重心前移，左腿屈膝，右腿伸直，同时左臂内旋前靠，左拳摆至左膝前上方，拳心朝左，右拳摆至体后，拳心朝后；目视左前方；上述动作重复，唯左右相反。

[要点] 动作时吸气，还原时呼气，意念关注动作和身体，像熊一样厚重但不失灵活，身体左右晃动，意在两胁，调理肝脾。

合适的生活起居

33 岁的吴先生是一个作家，平时的工作就是闷在家里写稿子，手边常常备着一杯酒，没有思路的时候就来一口，熬夜到凌晨三四点更是家常便饭，此外，烧烤也是吴先生的酷爱，用他的话来说："没有什么烦恼是一顿烧烤解决不了的"，这天，吴先生如往常一样跟朋友聚会，在一晚的烧烤啤酒，大吃大喝之后，第二天醒来，吴先生看着镜子里自己的"铜人像"可慌了神了，自己这么年轻怎么吃顿夜宵就得黄疸了，连忙赶去医院，医生了解情况后说道："您得的这病中医称为湿热型黄疸，来源就是你的生活方式，是偶然，也是必然，这样的作息铁人也扛不住啊！"

现代社会生活节奏不断加快，日常的娱乐方式也不断增多，诸如吴先生这样不健康的生活方式不胜枚举，或许很大一部分年轻人甚至中年人还秉持着"养生"是老年人的事，我们还年轻，不会那么容易生病的，可现实往往不尽如人意，吴先生这不就中招了，那像吴先生这样患了湿热黄疸的人群，应该怎么调整自己的生活起居呢？下面就几个常见的方面给大家介绍一下。

1. 合理的睡眠

现代社会，每当夜幕降临，人们的生活仿佛才进入最活跃的时候，学生们做作业到深夜、年轻人约上三五好友去唱歌喝酒，日夜颠倒，黑白不分慢慢开始变成一种常态，或许很多人认为只要睡眠时间充足就可以，不必在乎几点入睡，但有这么一句俗语："熬夜伤肝"，这并不是空穴来风，中医认为，夜晚 11 点至凌晨 3 点属肝胆的排毒时间，此时保持熟睡才能起到养肝、护肝的效果，《素问》载："卧则血归于肝"，而肝受血才能保持人体正常的生命活动，熬夜便会破坏这种状态，久而久之，肝的功能受损，导致爱发脾气、失眠多梦，更严重的就会引起肝功能受损，甚至黄疸。因此，在 11 点进入梦乡就是对我们身体最好的保护。

2. 健康的饮食

如今清淡的饮食好像无法满足人们的味蕾，辛辣、油腻、刺激的食物仿佛才能激起年轻人的好奇心，烧烤、炸串、饮料、啤酒成为现代人饮食的主力军，殊不知在获得满足的同时，它们也是可怕的"定时炸弹"。中医认为，嗜酒无度，或者过食肥甘厚腻的食物，长此以往，会导致脾胃受损，运化失职，湿邪内生，郁久化热，湿热熏蒸，就发展成了黄疸。因此，清淡饮食也是这类人群所必须遵循的，日常可以多吃些山药、薏米、冬瓜、苦瓜等，有助于改善湿热体质。

3. 舒适的居住环境

湿热黄疸，上文描述是因为饮食问题导致湿邪内生，郁久化热，但同样的，外感湿热之邪，由表入里，也会引起湿热黄疸，因此生活及工作中要尽量避免在阴暗潮湿的环境，少吹空调，同时在暑湿当令的夏秋季节，空气中湿度较大，可放置除湿袋来防潮除湿，日常洗澡时，应尽快擦干身体，不可贪凉。

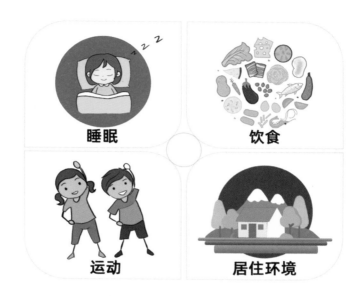

睡眠　　饮食

运动　　居住环境

4. 适当的运动

　　运动也是一个老生常谈的话题了，运动不仅能调畅气血，以助肝气调达，维持人良好的情绪和睡眠，同时之前我们也提到，适当的运动可以调理脾胃，进而运化水湿，这里推荐大家要做一些比较柔缓的运动，如瑜伽、慢跑、骑自行车、打太极等微微发汗来达到祛湿的目的，避免汗流浃背的剧烈运动，因为出汗太多会伤及人体正常的阳气，更不利于祛除体内湿气。

第十二章
温阳散寒

给你推荐这些饮食

　　32 岁的李女士近来十分怕冷，经常手脚冰凉，别人穿轻薄春衫的时候，李女士就套上了毛衣，就是在大夏天，这空调也不能多吹，吹多了更加怕冷，为此李女士还特意跑去医院做了个体检，生怕自己得了什么疑难杂症。在家里焦急等了一天，隔天一大早便急急忙忙赶去医院拿检测报告。一看到检查结果，李女士提着的心也放下去了，上面的各项指标都是正常的，这就说明自己的身体很健康，但畏寒的症状眼瞅着越来越严重，这是为什么呢？困扰不已的李女士打算再去医院看看，正好碰上隔壁家的婶子过来串门，婶子了解了一下情况便笑着说："你这个就是阳虚，我之前也是你这个样子，比你还严重得多咧，后来找了王大夫开了几付中药吃就好了。"于是李女士也去找了王大夫看病，不出所料，就是阳虚的症状，王大夫交代了一下平时日常生活中

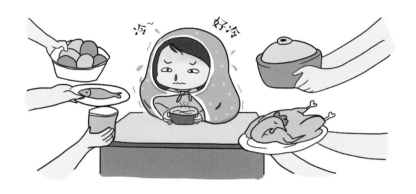

的注意事项，还顺带给了好几个食疗的菜谱，几个月后，李女士的怕冷情况得到明显改善。

中医认为，阳气是人体物质代谢和生理功能的原动力，是人体生殖、生长、发育、衰老和死亡的决定因素。人的正常生存需要阳气支持，所谓"得阳者生，失阳者亡"。"阳气"越充足，人体越强壮。阳气不足，人就会生病。阳气完全耗尽，人就会死亡。阳气具有温养全身组织、维护脏腑功能的作用。阳气虚就会出现生理活动减弱和衰退，导致身体御寒能力下降。《内经·灵枢》曰："人到四十，阳气不足，损与日至。"意思是随着年龄的增长，人的阳气会逐渐亏耗。一旦出现了畏寒肢冷，胸胁、脘腹、腰膝冷痛喜温，舌淡胖，苔白滑，脉沉迟等症状，就要考虑阳气亏虚。

如果阳虚症状不重，可以通过食疗来温阳散寒，改善阳虚寒凝的症状。具有温阳散寒功效的食物有葱、韭菜、姜、丁香、豆蔻、胡椒、桂皮、茴香、糯米、黑豆、山药、核桃、胡桃、红枣、花生、桂圆、荔枝、羊骨、牛肉、羊肉、狗肉、鹿肉、鸡肉、鹌鹑、鸽肉、海参、鳝鱼、鲤鱼、鳗鱼、草鱼、鳙鱼等。

接下来我们就着重介绍一些温阳散寒的食疗方。

1. 黄芪汽锅鸡

[材料] 黄芪片20克，仔母鸡1只，葱、姜、食盐、料酒、味精、花椒水各适量。

[制作方法] 将仔母鸡宰杀，去毛和内脏，剁成3厘米见方的块，放入沸水中烫3分钟，捞出，洗净血沫，装入汽锅内；加入葱、姜、食盐、料酒、味精、花椒水等。将黄芪片洗净，也放入汽锅内，盖上盖，上蒸笼3小时，取出，拣去葱、姜、黄芪即可。

[功用] 鸡肉富含蛋白质及不饱和脂肪酸，营养丰富，味道鲜美，能补五脏之虚，对脾胃虚弱者更为适宜。黄芪补气之力甚佳，主要治疗气虚倦怠。两者相结合，益气补虚之功增强。是气虚体弱者的调补佳品。

2. 菜根姜片饮

[材料] 白菜茎根、萝卜根各1个，生姜3片，红糖50克。

[制作方法] 白菜茎根、萝卜根共切粗片，和生姜、红糖一起加水适量，煮开3～5分钟即可。

[功用] 祛风散寒，适宜风寒感冒证。也可以用来预防风寒感冒，尤其是那些在生活中容易出现风寒感冒症状的朋友们，适当饮用一些菜根姜片汤可以起到非常好的温阳散寒的作用哦。

3. 韭菜炒鸡蛋

[材料] 新鲜韭菜100～150克，鸡蛋2个。

[制作方法] 韭菜洗净切小段，鸡蛋破壳后在碗里打匀，油锅烧热后，搅匀的鸡蛋放锅里面先煎成大块鸡蛋，再放入韭菜与鸡蛋一起炒熟即可。

[功用] 韭菜性温、味甘，可以补肾温阳、滋补肝肾，而鸡蛋则可以养血安神、滋阴润燥。

教你温阳的锻炼方式

28岁的林先生最近感到十分苦恼，他的工作需要长时间坐在办公室，本来挺习惯这种状态的，但近来不知为何小便无力、尿频，还伴随着腰酸痛、四肢冷等症状，这严重影响了他的日常生活与工作。不得已之下，林先生来到了医院。经过详细的问诊和检查，原来是林先生近一年来工作繁忙劳累，再加上熬夜加班，长期不运动，身体自然而然就垮了。医生诊断为海绵体障碍，中医辨证为肾阳虚弱。在住院治疗的基础上，医生还嘱咐林先生要多锻炼，阳气充足了，机体阴阳就调和了，身体也会逐渐恢复健康。

中医认为肾阳虚是由于肾阳虚衰，温煦失职，气化失权所表现的一类虚寒证候，常表现为：腰膝酸软而痛；男子阳痿早泄，女子宫寒不孕；畏寒肢冷，浮肿，下肢为甚；面色白，头目眩晕；小便频数，清长，夜尿多。肾为五脏之本，在人体中起重要作用。再加上"肾为水脏"，且"肾司二便"，它影响着体内水液的潴留、分布与排泄，所以肾阳不足会引起小便频数，清长，夜尿多、水肿。"肾藏精"，主生长发育和生殖，所以肾阳虚衰不能温养腰腑及骨骼，会引起腰膝酸软，肾阳不足、命门火衰会引起男子阳痿早泄，女子宫寒不孕。

阳虚的人在生活中不妨到阳光充足的环境中做一些舒缓柔和的户外活动，比如慢跑、散步、八段锦、五禽戏、太极拳、瑜伽等。八段锦是中医祖先用形体活动结合呼吸提出来的健身方法，可以舒展筋骨，充分拉伸筋骨、疏通经络，并且与呼吸相配合，可起到防病、治病、练筋、练骨的作用。下面介绍一下八段锦的几个可以温阳的动作。

1. 八段锦第一式：两手托天理三焦

[做法] 两掌五指分开，腹前交叉，双腿伸直，两掌上托于胸前，内旋向上托起，掌心向上，抬头目视，然后手掌停一停，目视前方。膝关节微屈，两臂下落，两掌心向上捧于腹前。这样一上一下为一次，共做 6 次。

[做功要点] 一定要掌根用力上撑，配合着百会上领，身体气机就能往上升。同时手臂上托基本是平行于耳朵位置，使后背形成一个夹脊的动作，就是做到位了。"两手托天"是往上提拉胸腹、拔伸腰背，这样系挂于脊柱和三焦上的五脏六腑都被提拉起来了，三焦通畅，祛除雨水天气的寒湿浊气。同时夹脊的动作也挤压到了颈后肩井穴和后背的膏肓穴，整条督脉都感觉热乎乎的，因为阳气被瞬间提起来了。

2. 八段锦第五式：摇头摆尾去心火

[做法] 右脚开步站立，两腿微屈，两掌经两侧上举，两腿半蹲为马步，两臂向双腿降落扶于膝关节上方。身体重心右移，俯身经过右脚面，重心放低，由尾闾带动上体向左旋转，经过左脚面。然后身体重心后移，上体后摇由右向左向前旋转，身体立起。一右一左做三次。

[做功要点] 尽量不要打折扣做，身体摇转时使脖颈和尾闾尽量对拉伸长，速度柔和缓慢连贯。脖子全程不要硬着，下颌不

刻意内收或扬起，使颈部肌肉尽量地放松伸长。如果费力就一右一左做两次，以后再慢慢增加次数。经常上火、口腔溃疡、喉咙肿痛、长痘的人多是虚火，头面飘虚火，中下焦常年寒湿，常做这个动作，可以把上飘的虚火拽回丹田，温暖肾水。

3. 八段锦第六式：两手攀足固肾腰

[做法] 两腿挺膝站立，两臂向前向上举起，掌心向前，目视前方。两臂屈肘，两掌心向下，按至胸前，两掌反穿至背后，沿着脊背向下摩运至臀部，同时上体前屈，两掌沿腿至脚面，两膝挺直，目视前下方。两掌前举上升，脊柱随之升起。一上一下为一次，共做 6 次。

[做功要点] 双手按摩腰背下肢后方时要稍微用力，因为你温煦按摩到的就是全身第一大阳经膀胱经，想要一身阳气就必须

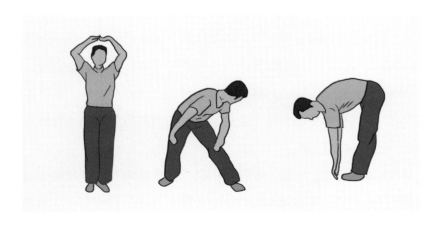

调动起这条经络。向上挺身时需以臀带身一节节起来，这样才会充分拉到前后任督两脉，使阴阳都得到滋养。

你不得不知道的生活方式

45 岁的赖先生反复拉肚子已经 2 个月了，这天看电视正好看到一个讲座说结直肠癌的典型症状就是腹泻，这可吓坏了赖先生。赖先生生怕自己得了癌症，这不，立马就跑到医院去挂了个号，医生看到紧张的赖先生，详细问了他的病史，原来赖先生平时喜欢喝冷饮，现在又正好是夏天，喝冰水、吃冰棍的频率更高了，损伤了脾阳，这才导致腹泻。

首先来了解一下脾阳虚的原因。脾阳虚多由脾气虚进一步发展，或因过食生冷、外寒直中、过用苦寒，久之损伤脾阳，或肾阳不足，命门火衰，火不生土所致。换句话说，就是不良的饮食和生活习惯容易引起脾阳虚。

接下来我们就介绍一下哪些不良的习惯可以导致脾阳虚。第一，饮食不规律。现代社会越来越多的年轻人由于生活、工作压力大，在饮食上经常不注意，饮食习惯极为不规律。外卖点餐情况早已司空见惯，每顿饭都是在敷衍，饮食结构存在许多不合理的地方，一些人爱吃油腻辛辣等刺激性食物，还有一些则暴饮暴食、爱吃宵夜、酗酒等。脾是人体消化器官之一，不良饮食习惯

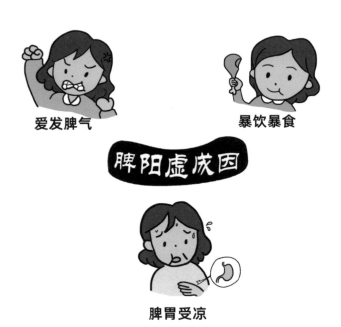

爱发脾气　　　　　暴饮暴食

脾阳虚成因

脾胃受凉

很容易造成脾功能损伤，导致脾虚。第二，情绪不稳定。中医讲究过度思虑会伤脾，可见情绪所发挥的作用较大，好的情绪不仅可以让人感受到温暖，而且也会传染给其他的人。但是，如果一个人长期处于易怒、忧郁、多愁善感的情绪中，会使肝气郁滞，进一步导致脾虚。第三，生活不规律。一些人在日常生活中不注意保暖，脾就容易受到寒气的侵入，脾受寒就会出现脾虚的症状，另外作息时间不规律也会让脾胃无法得到充足的休养。因此长期熬夜、失眠的人也会出现脾虚的症状。第四，久病不愈。如果身体患有疾病并且长时间没有得以治愈，很容易引起其他器官的病变，脾作为人体消化器官，极易受到其他器官患病的影响。例如长期患有胃病的人一般都会出现脾虚的症状。

俗话说："知己知彼，百战不殆。"我们只有知道了哪些不良的生活习惯会引起脾阳虚，那我们就可以从本源上预防，避免这些不良习惯。在日常生活中怎么做能调理脾阳虚呢？第一，饮食调养。饮食要规律，保证一日三餐，荤素搭配，多吃羊肉、韭菜、牛肉等温阳的食物，少吃苦瓜、西红柿、黄瓜、香蕉、梨、西瓜等寒性食物，尤其是冰冻食品和冰镇饮料，能不碰就不碰。第二，保持良好的情绪。脾主思，脾虚对应的心理原因主要是思虑过重，所以保持乐观的心态尤为重要。第三，起居调摄。坚持早睡早起，拒绝熬夜，尽量在 23 点之前睡觉，子夜是养阳的最佳时机。避免在阴暗潮湿或寒冷的环境中生活及工作，少吹空调，此外在生活中还应注意做好腰部、背部和下肢的保暖工作。第四，多运动。运动是提升身体素质的好方法，坚持下去，你的身体会变得更加强壮。其中，阳虚的人更应该坚持运动，因为动能生阳，帮助你调节身体内的阴阳平衡。尤其是在户外阳光下运动，补阳的效果更好。

第十三章
补肝肾

你应该学会的饮食制作

最近总有人跑来问我："王医生，我听您讲了这么多，对肝肾疾病也有了点了解，那我怎么在日常生活中养肝肾、补肝肾呢？"俗话说得好"民以食为天"，在现代生活中更是如此，随着人们的生活水平不断提高，饮食结构也有了很大变化，我在这里给大家推荐几个日常生活中简单易做，清新可口的养肝护肾的料理，希望能对各位有所帮助。

1. 清热补血之冰糖银耳粥

冰糖银耳粥作为我国传统的一道料理，有很多神奇的功效。银耳味甘性平，有强精补肾、生津止咳、清热润肺、补气和血之功。它与冰糖和大米一起煮粥，可以润肺止咳、养胃止渴，再辅以滋补肝肾的枸杞子，养血补血的红枣，是日常生活中补肝肾、养气血的优秀料理。现代医学研究认为，银耳富含天然植物性胶质，加上它的滋阴作用，长期服用这道粥品，还可起到嫩肤美容的效果。这样的一道粥品很适合秋季食用，可以补充丰富的胶原蛋白，具有美容的作用，特别适合女性吃，是不错的粥品。

[材料] 银耳、莲子、百合、枸杞子、红枣、冰糖。

[制作方法] 把银耳、莲子、百合用清水泡发开后先煮银耳，先大火煮开，再慢火炖。半个多小时后，放进莲子，再过半小时，放百合片，炖至银耳粥比较浓稠了，放进枸杞子、红枣、冰糖，再慢火炖一会儿。最后一碗滋润的冰糖银耳粥就做好了。

2. 养血益肾之红枣杞子汤

红枣杞子汤是一款非常简单有效的养生汤，比较推荐时常熬夜的朋友饮用。它可以淡化黑眼圈，使面色红润有光泽，还能改善手脚冰凉的状况。枸杞子可滋补肝肾、明目，温煦阳气，最适合用来消除疲劳，还能预防动脉硬化及防止老化。红枣具有补中益气、滋脾土、润心肺、生津液、悦颜色的功效。红枣、枸杞子都有很好的护肝功效，熬夜党平时也可多食用。

[材料] 红枣、枸杞子、冰糖、菊花（夏天）、百合（夏天）、生姜（冬天）。

[制作方法] 把红枣去核洗净，枸杞子泡开后，将其放入清水中大火煮沸，再放入冰糖，转小火慢慢煮至冰糖融化即可。夏

天可放入菊花、百合等放入冰箱做冷饮，冬天推荐放入一片姜驱寒护胃。

3. 养血护肝、润肠通便之蜂蜜紫米粥

紫米粥是我国常见的家常菜。紫米有着不错的养血补气，保心护肝，润肠通便的作用。蜂蜜具有补中缓急，润肠通便的作用。辅以核桃仁抗衰老、补肾气，最适合年老体虚、排泄无力的朋友食用。

[材料] 紫米、大米、蜂蜜、核桃仁、芝麻。

[制作方法] 紫米、大米洗干净，加入适量清水大火煮开。待粥稍黏稠后，加入核桃仁稍煮，最后再加入芝麻、蜂蜜，煮稠调匀后即可出锅。

4. 补肾强骨之桑葚蜜饮

桑葚蜜饮，由桑葚与蜂蜜组成，桑葚性味甘寒，具有补肝益肾、生津润燥、乌发明目等功效，比较适合慢性肝炎所导致的肝功能异常、头晕眼花、大便不通的朋友饮用。

[材料] 桑葚、蜂蜜。

[制作方法] 将桑葚去杂洗净，放入锅内，加水适量，煮沸1小时，滤渣煎汁继续煮，煮沸后加入蜂蜜调和即可。

以上这些小料理朋友们学会了吗？这些饮食功效虽然神奇，

但还是要提醒大家，饮食是不能代替药物的，当身体不适时，还望大家及时就医，在医生的专业指导下判断病情，服用药物。

"躺着"也可以补肝肾，你知道吗

最近小胖非常苦恼，经常头晕眼花，四肢无力，腰身疼痛，烦躁易怒，失眠多梦。他去看了医生才知道自己这是肝肾亏虚了，经过医生的治疗后，症状明显缓解，但他还是担心会复发，一问才知道，原来小胖身材较胖，工作需要长时间坐在椅子上，难以完成医生嘱咐的多运动减肥的要求，这次来咨询有什么好的方法可以轻松补肝肾。

相信很多朋友也有小胖这样的问题，因为各种各样的原因，无法长时间坚持运动来补益肝肾，那么我就来教有这种问题的朋友们一种比较轻松的方法，让大家"躺着"也能补肝肾。大家可能会有疑问了，躺着怎么能补肝肾呢？这就不得不说一下我们老祖宗的伟大之处——经络学，只要将血液运行到相应的位置，给予其各种各样的刺激，就能产生治疗补益的作用。而我这次推荐的方法也是应用了经络学的理论，从而实现"躺着"也可以补肝肾。

1. 还阳卧

"还阳卧"是来自道教的养生方法，我们需要补的是肝肾两个脏腑，而"还阳卧"锻炼的正好是足厥阴肝经、足少阴肾经这两条经络。那么我们要怎么做呢？首先身体自然平躺，髋关节放松，腿似环，两脚心相对，脚后跟最好直对着会阴（如果能顶着会阴最好）。两手心放于大腿根部附近，掌心向着腹部。仰卧由于着床面积大，压迫力较小，身体更容易放松，身体的放松加上一定的姿势，可以很快地使阳气和肾气充盈起来。肾阳气相当于命门的真火——一个生命力的大小关键就是看命门的阳气是否充足。摆这个姿势，就是为了更有利于肾阳气的充足，因此补肾的作用非常明显。

当把两腿分开劈叉。这时您两条大腿内侧会酸胀紧绷。而这紧绷的地方就是肝肾经的循行路线。肝肾经要一起锻炼，才会协

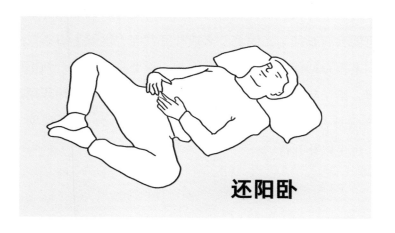

还阳卧

调一致。然而，即使方法精妙，大家一定还要有些耐心和信心才行，不要今天刚练习，明天就希望有显效哦。做"还阳卧"的时候，大腿内侧有酸胀紧绷的感觉，尤其是胯部，特别酸痛。

当两胯打开时，阴部得到充分的放松，血液循环更加的良好，生殖器官得到更好的滋养，从这方面也可以说明"还阳卧"可以提高性能力。

2. 混元卧

当还阳卧练习时间有一个月以上时，可以试试更高层次的卧法"混元卧"，具体做法是：两脚心相对，腿似环，两手重叠或交叉后轻轻地放在头顶，手心对着头顶百会。这个姿势既能补肾气又可放松头部，对失眠、神经衰弱有较好的治疗效果。上面两臂围成一个圈，可以使肾气不往生殖器上走，而是拉到中脘的深处；下面两腿围成一个圈，有利于周身气血沿腿循环到身体当中。

松开的前胯是练好"还阳卧"和"混元卧"的前提。前胯不松，"卧"的时间不能持久，也不易入静。为了更快地松胯，一般摆好卧功姿势后，可以先把两手放于两膝内侧，轻轻地反复推按，坚持练一段时间，前胯髋关节处就会松开，两膝便可以平贴于床。这样在睡眠状态下姿势才不容易走样。初用这两个姿势睡觉，可能前胯没有松开，这时可以采取两膝下放书或毛毯的方式

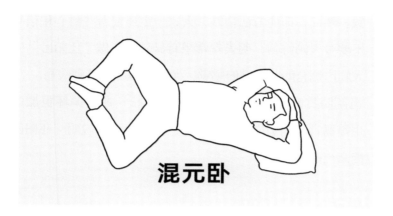

来过渡。

　　练此功法一段时间就会感觉腰有点暖暖的，甚至全身都能感到暖意。睡觉时持续练 10 ～ 20 分钟再伸直双腿放松几分钟，（刚放松双腿，可能会有发麻、发软感，放松几分钟后，待血流通后，症状就会消失）此法可缓解腰痛，没有腰痛的也可以采用此功法，能起到强身健体，恢复阳气的效果。

　　3. 动作要点

　　（1）平躺在床上，双脚掌心合十对齐，脚趾与脚跟均要对齐（如同作佛陀的双手合十状）。

　　（2）保持前（1）的姿势将双脚缓缓尽力靠近肛门，注意双脚合十脚趾与脚跟均要对齐并最好两腿关节也要尽量贴平下面的床板，贴得肛门越紧越好，贴不紧也可用双手用力将双脚压至肛门处就行，保持此法 10 ~ 20 分钟后放松 5 ~ 10 分钟后，再重复做 1 ~ 2 次，当然做得越多越好。

（3）练习此功法时如能加以行气则效果更佳。

（4）坚持不懈。

虽然我给大家推荐了"还阳卧""混元卧"这两个"躺着"补肝肾的方法，但还是希望大家在日常生活中多多运动，提高自身免疫力，毕竟"生命在于运动"，生命不息，运动不止。

你应该掌握的生活方式

25 岁的推销员小王近一周来，四肢无力，头晕眼花，刚开始还不怎么在意，直到前天甚至出现了遗精现象，才意识到身体出了问题，跑去看医生了。不看不知道，一看吓一跳，才刚刚 25 岁的小王不止有肝肾亏虚，甚至还出现了早期的肝纤维化。这就把小王吓了一跳，自己年纪轻轻的咋成这样了，原来小王生活习惯极差，常常熬夜，又因为是推销员的原因，应酬较多，天天饮酒加大鱼大肉，再加上私生活混乱，这谁顶得住啊，身体必然会出现这样那样的问题。

那么随着生活节奏的不断加快，娱乐方式的增多，亚健康问题已经是大众问题了，我们要如何去生活，来保肝护肾呢。接下来就以几个常见的方面，给大家介绍一下。

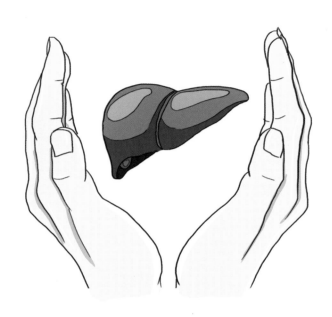

1. 情绪管理

保持情绪稳定，中医有种说法是"怒伤肝"，肝脏的生理功能是主疏泄，有调畅全身气机的作用，再加上肝脏的生理特点是"喜条达而恶抑郁"，所以外界的精神刺激，尤其是持久过度郁怒，容易导致肝的疏泄失常，而出现肝气郁结、气机不调等病理变化。因此对于肝病病人，保持良好的心情尤为重要。

2. 控制烟酒

在空闲时间的傍晚，邀三五个好友，吃顿烧烤，再抽点烟，再来几瓶啤酒，有烟有酒有朋友，快活似神仙。但是酒精的摄入会经过肝肾的代谢，对肝肾造成非常沉重的负担，尤其是已经有肝脏方面疾病的病人，酒精摄入会使肝脏疾病加重，对于肝病病人来说，一定要远离酒精。不要以为啤酒酒精含量很低，喝点没问题，酒精代谢产物为乙醇和乙醛，这两种物质都有直接刺激、伤害肝肾的毒性作用，所以为了肝肾健康，酒能不喝就不喝，含酒精饮料最好也别饮用。吸烟会加重心脑血管疾病的发生概率，从而影响人体肾脏的代谢功能，而香烟中的尼古丁也会影响男性性功能。

3. 健康饮食

注意适当食用蔬果，避免对肝肾造成影响。不喝太浓的蔬果汁、火锅汤、菜汤，饮食以清淡为宜。不要吃太多肉类和豆制品，肉类和豆制品属于高蛋白饮食，虽然肝脏喜蛋白，但肾脏就不是这样了，高蛋白会增加肾的负荷，长期如此就会使肾功能受到损害。每餐肉类和豆制品的摄入量应控制在手掌大小约0.5厘米厚度，如果有慢性肾炎的人，这个量应该再减少。

4. 充足的睡眠

睡好觉比吃饭还重要，这是养血养精的最好办法。熬夜伤害最大的是肝肾，相当一部分阴虚体质是熬出来的。长期熬夜会使机体免疫失衡，加重肝肾的负担，而晚上又处于人体排毒阶段，若是熬夜很可能造成毒素堆积，引发各种疾病。所以充足的睡眠对于保护肝肾具有非常重要的作用。

5. 勿纵欲

和谐的性生活给人们带来心旷神怡的舒适感觉和欢乐。但纵欲过度会使体质变差，恣情纵欲，可能导致体内精气过多外泄，从而使机体抗病能力下降，引发各种疾病。严重时会出现腰酸背疼，耳鸣，全身不适等状况。连思维能力，记忆力也会逐渐不支。

6. 适当运动

不能因为懒、没时间、不喜欢出汗等原因拒绝运动，运动可以强身健体，提高人体免疫力，也有利于促进血液循环、加速新陈代谢，帮助身体排毒。可以做些舒缓的运动，比如打太极、练五禽戏、散步等，尽量减少剧烈运动。